あなたの木陰

小さな森の薬草店

本書は雑誌『天然生活』の連載「あなたの木陰」（2020年5月号～2022年5月号）に書き下ろしを加えたものです。

小道の先に

　風の通る庭をくるりとまわって歩いてゆくと、森の小さな草たちがお迎えします。目をとめれば、花の終わった葉は赤ちゃんのようにお日様に両手を広げ、木々たちは青い香りを漂わせ、枝を伸ばして「ようこそ」と言葉をかけるでしょう。

　葉陰においた椅子に座れば、記憶の中の懐かしい人も、かつて触れあったあの毛むくじゃらの友だちも、どこからともなく現れます。窓から流れる透きとおった香りは大気に溶け、店内への案内人となって柔らかく静かに流れるのです。

訪ねてくださる方は減り、出掛けることも控える日々の中で、あなたに手紙を書きました。月に一通、季節がふた巡りの時間です。そのあいだ、動かない、動く必要のない植物のように過ごして、植物のまなざしを持ってみると、世界は少し違って見えました。

人生は旅のようですね。旅人たちへの小さなお供にと、二年分の手紙を小さく束ね、草の栞を添えてお届けします。歩き疲れたら緑に埋もれて休んでもいいし眠ってもいいけれど、まずは一杯、お茶をいかがですか。この店の物語を少しお話ししましょう。

目次

草の便りを

この冬の蓼科は雪が少なく、庭の植物たちはとても寒そうです。白い雪と茶色の落葉の二段重ねこそ、最高のお布団なのですから。

待ちに待ったスノードロップは蕾に雪をのせて現れるはずなのに、いつもより早く顔を出しました。少し勝手は違ったけれど、何事もなかったように風に揺れています。まだまだ寒い日があるのに偉いわねぇと、頭を撫でたい気分です。少々の誤差はあっても、いつもどおりの季節が巡れば、それだけで有り難いと思うこの頃です。

ここに移り住んだ頃はスーパーマーケットも近くにはなくて、あるもので作る工夫のひと皿が得意になりました。名前もあやしい「一期一会」のおやつやごはんに、何が入っているの？とつぶらな瞳で聞く二人の息子たちは、私の「美味しいわよ！」のひと言ですくすくと育ちました。今日はたくさん卵があったので、卵サラダを作りたくなりました。色の薄い黄身を月に見立てたら、ふさわしい調味料がどんどん浮かびます。野菜箱に常備のジャガイモ、市販の合わせ酢とベイリーフを使った作り置

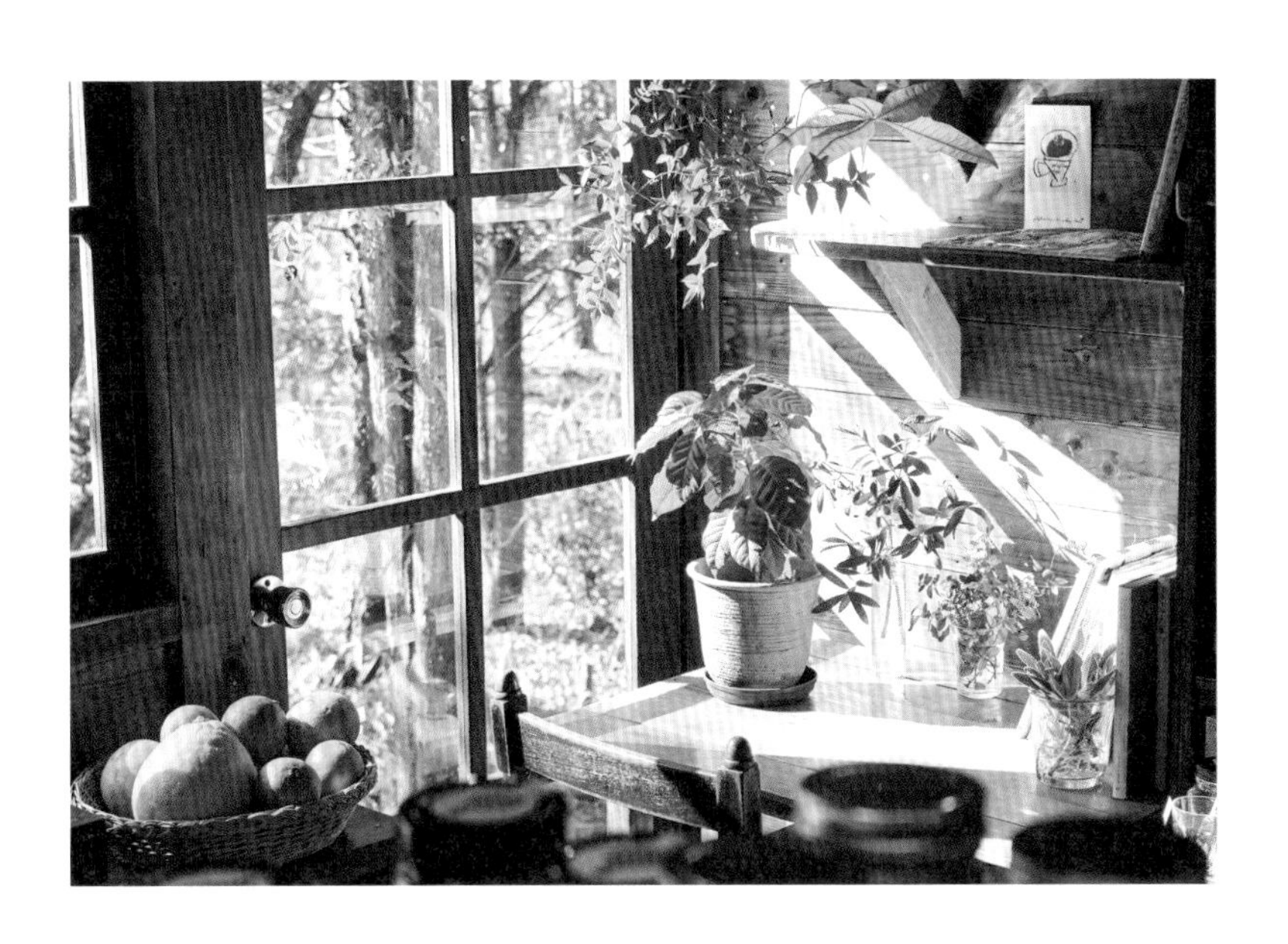

きの簡単ピクルスがあれば、冬ごもりの日々の定番サラダのできあがりです。次の日はサンドイッチの具になりました。

誰かのことを想って、手もとにある草や花を束ねてきました。今日は言葉を花束にして、あなたに贈りましょう。必要ならほどいたり束ねたり、思うままになさってください。心が自由に自在になれば、日々の暮らしに優しい魔法がかかります。

これから咲くのは青い星のようなフデリンドウ、庭を薄紫に染めるキクザキイチゲ、「天国の鍵」キバナノクリンザクラ、甘い香りのニオイスミレ、首飾りのヒナギクたち。私の好きな小さな花の子たちがやってきます。春が過ぎて夏が来る頃には、緑の木陰が現れます。

薬草店でのひとときをご一緒しましょう。

小さな春をあなたに

主役は木立で見つけたスノードロップ（マツユキソウ）と、冬の光の中で健気に咲いたハーツイーズ（サンショクスミレ）。庭のタイムやラベンダーの葉、戴いた水仙。窓辺のやわやわとしたレモンバーベナとローズマリーにアップルゼラニウムの花と葉、ジャスミンの葉が周りを囲みます。甘く清々しい香りです。

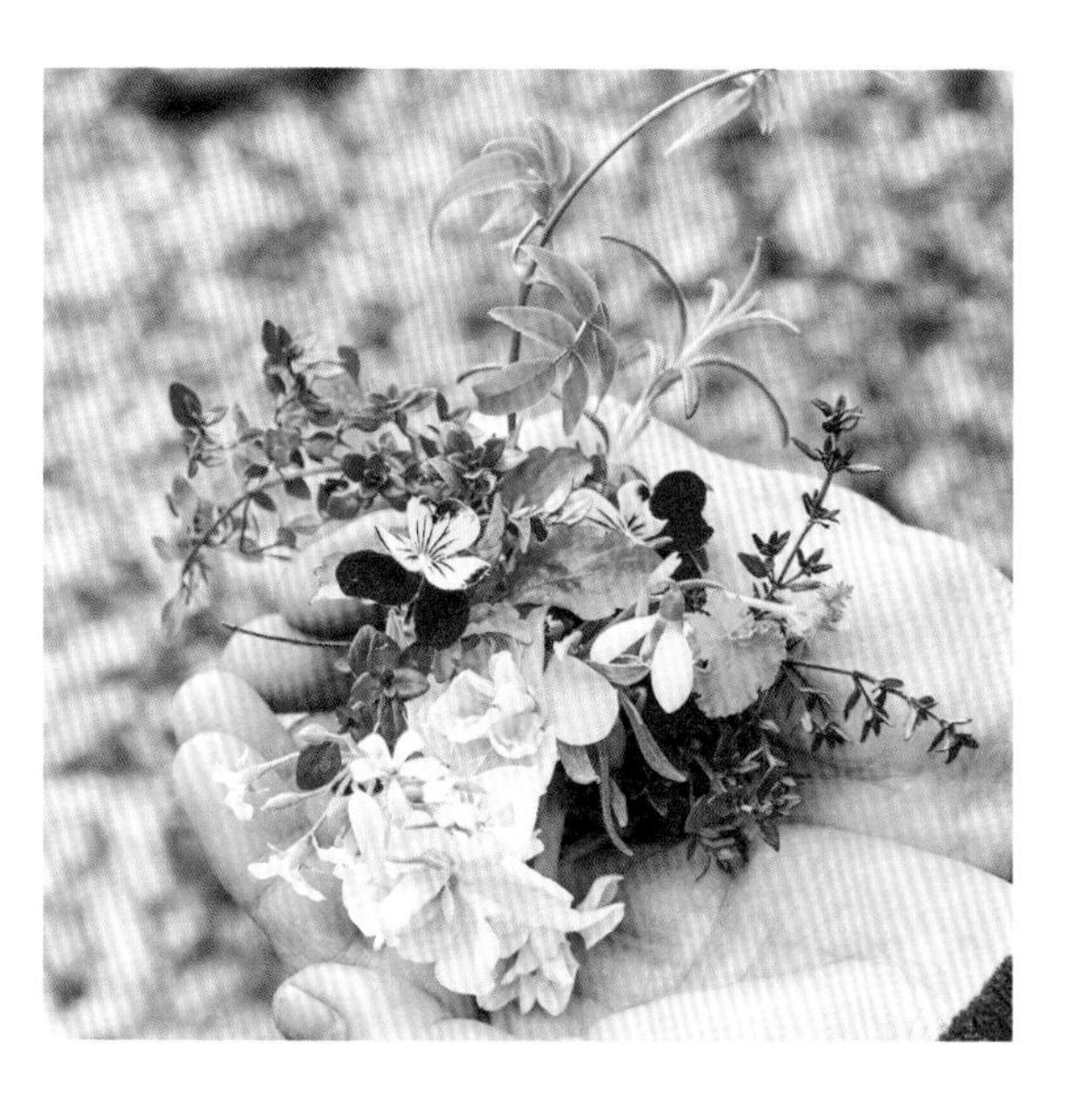

おぼろ月夜の卵サラダ

ジャガイモはザク切りにして茹で、仕上げに牛乳少々、煮とばしてマッシュ。ゆで卵、玉ねぎ、きゅうりの酢漬けを細かく切って混ぜ、オリーブオイル、マヨネーズ、メープルシロップひと滴、レモン汁、レモンピール、塩少々。味をみながら調えて、庭のパセリとタイムを刻んで。水っぽくしないよう。薄い黄身をのせれば、春の月。

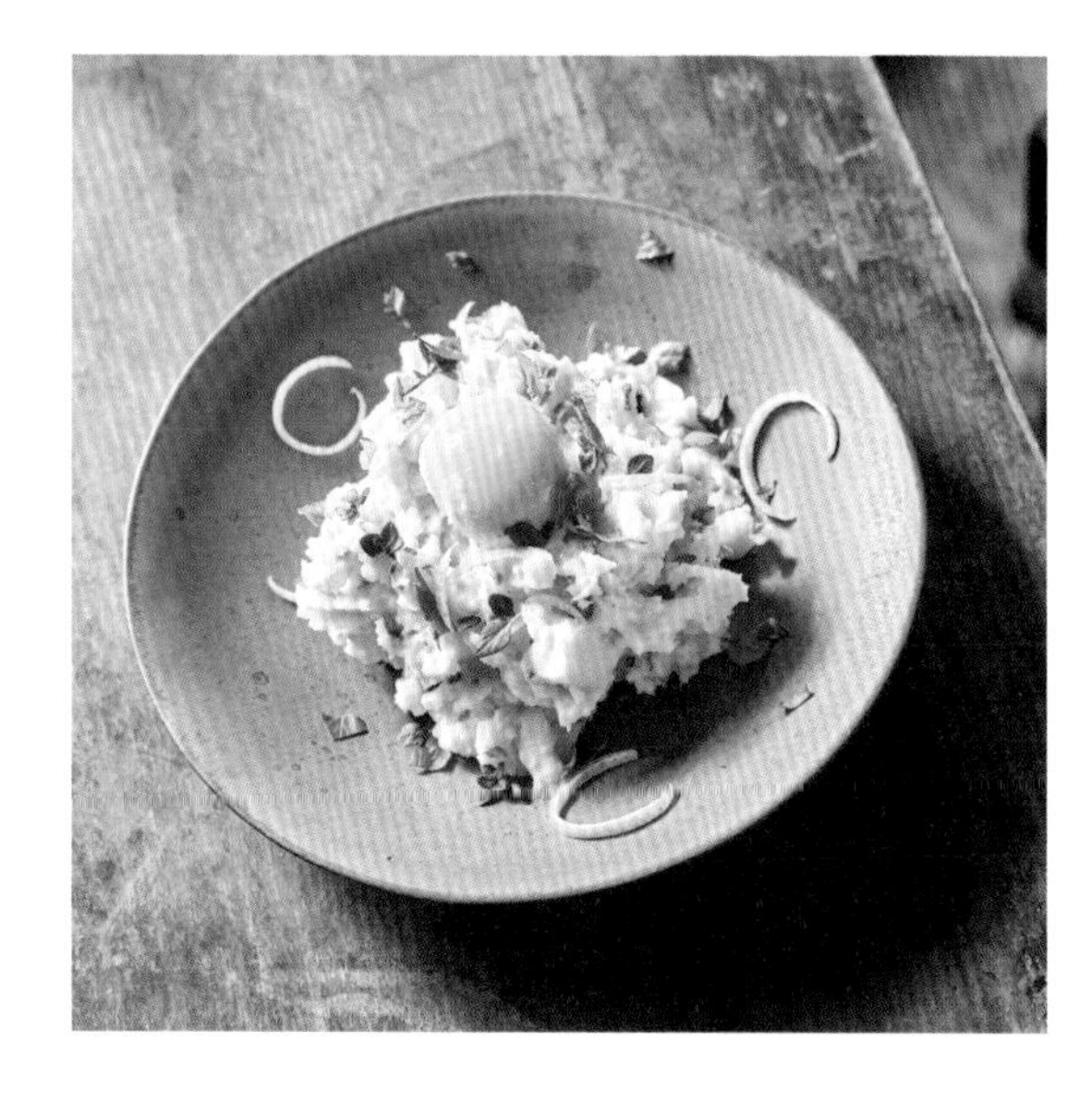

毎日を食べる

はらはらと雪が降り風が吹き、待ちわびた春はゆっくりとやってきました。水仙の芽は日ごとに伸び、ラングワートの蕾はふっくらと大きくなりました。

近くの直売所で摘みたての苺が手に入りました。庭はまだ枯れ色ですから、つやつや光る赤い実に心が躍り、食べる前から甘酸っぱい味と香りが広がりました。市販のウエハースにマスカルポーネチーズと練乳の合わせクリーム、苺をのせれば愛らしいおやつができました。ぱくっと頬張れば誰もが笑顔になる、とびきり簡単美味のひと口は、暮らしの中のひとときの喜びです。

ある時、食事の摂れなくなった人が楽しめる空気のような「香りの食べもの」を考えました。緩和ケア病棟に入った親友のためです。いつもの毎日が舞い降りてきますようにと、朝昼晩の3食とおやつの香りを用意しました。彼女がパートナーと営んでいたカフェではクレームブリュレが人気のメニューでしたから、「おやつ」はバニラと決めました。挽き立

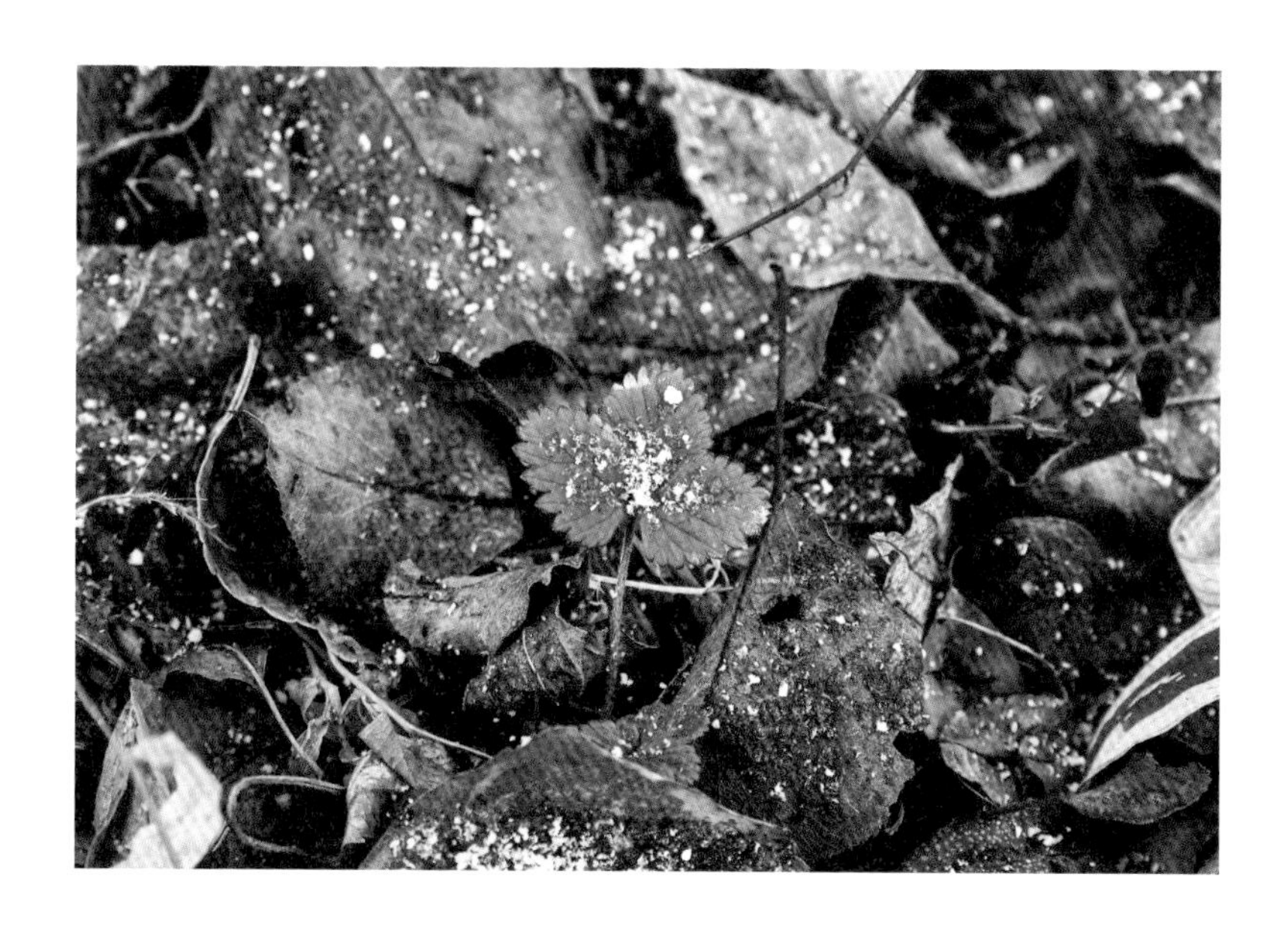

てのコーヒーとお菓子の香りが溶けあい漂って、穏やかな時間が生まれます。

精油を入れたジェルを豆粒ほど手首に塗って香りを深く味わえば、幸せの食卓です。「ご馳走様。今日も完食」と、弾んだメールも届くようになりました。

私たちは舌だけで食べているのではありません。鼻も手も耳も使って食事を楽しみます。香りは呼吸と肌からも伝わり、記憶にも結びついていく、もうひとつの栄養です。私はいつも香りが作り出す「希望」を探しています。そのひとつを、親友が教えてくれました。

できなくなったことや不自由が増えた時、美味しい記憶や美しい思い出が私たちを支えます。今日もまた、草に触り花を愛で、犬や猫の頭を撫で、ささやかな普通の一日を重ねられたらと思います。

小さな小さな花束ふたつ

温室育ちの苗に咲いた、可憐なミスミソウ。庭で摘んだラングワート、レモンタイム、陸（おか）ワサビ。ニオイスミレの葉、ジャノヒゲ、鉢植えのマートル、戴いたダンコウバイにラムズイヤーをまとめて。

ショップにやってきた女の子とお留守番の妹に、仄かな幼い香りを束ねました。

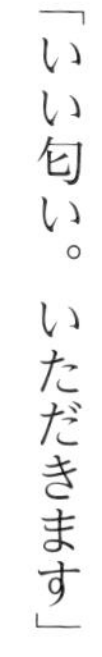

「いい匂い。いただきます」

朝食は清々しいスイート・オレンジとレモン。昼はすっきりと香ってお腹も整えるペパーミントにコリアンダーとレモン。夕ごはんは温まってゆっくり休めるようにジンジャーとマンダリン。バニラの莢（さや）を3週間ほどエタノールに浸けて精製水で割ったルームコロンをおやつに。

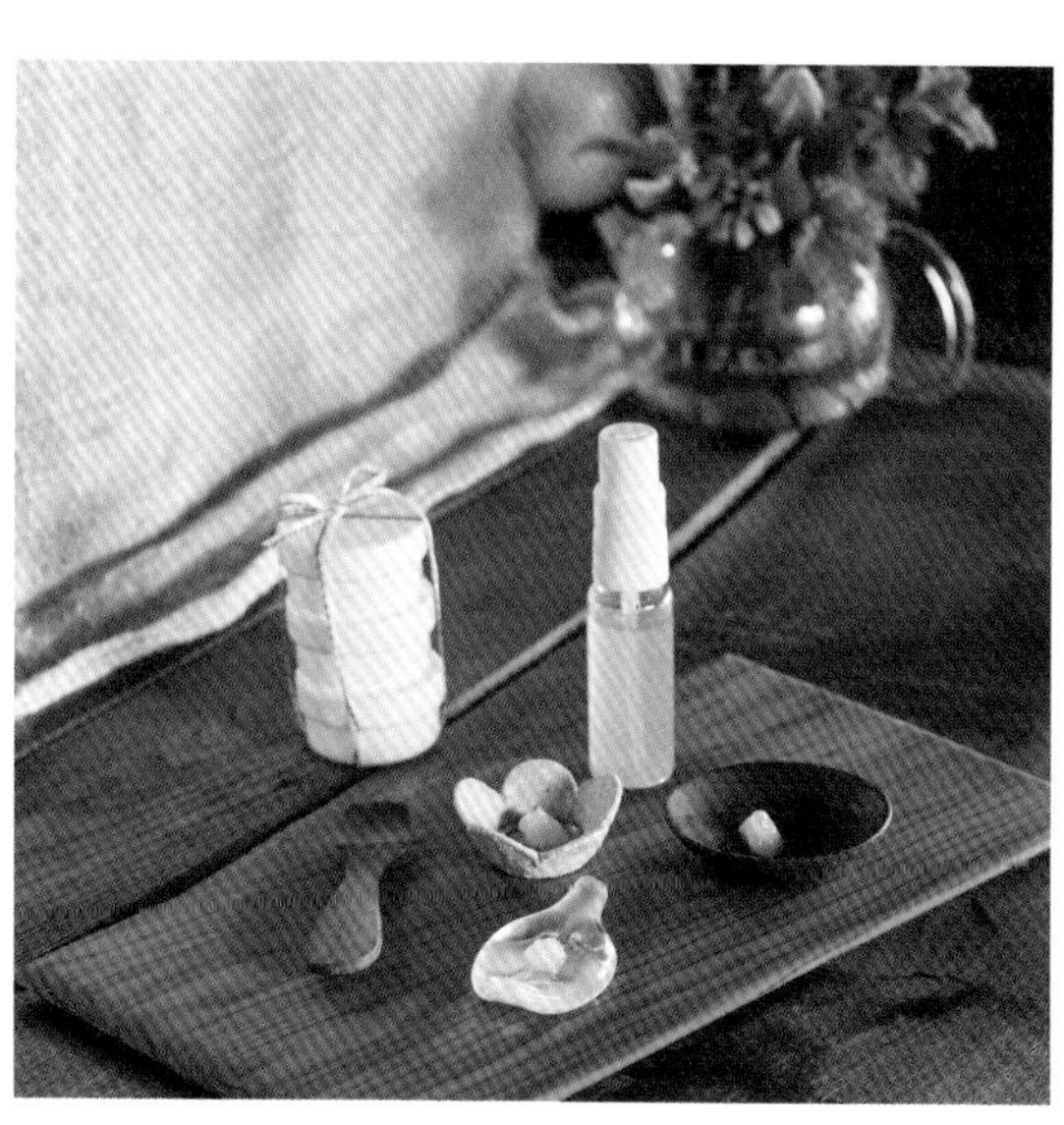

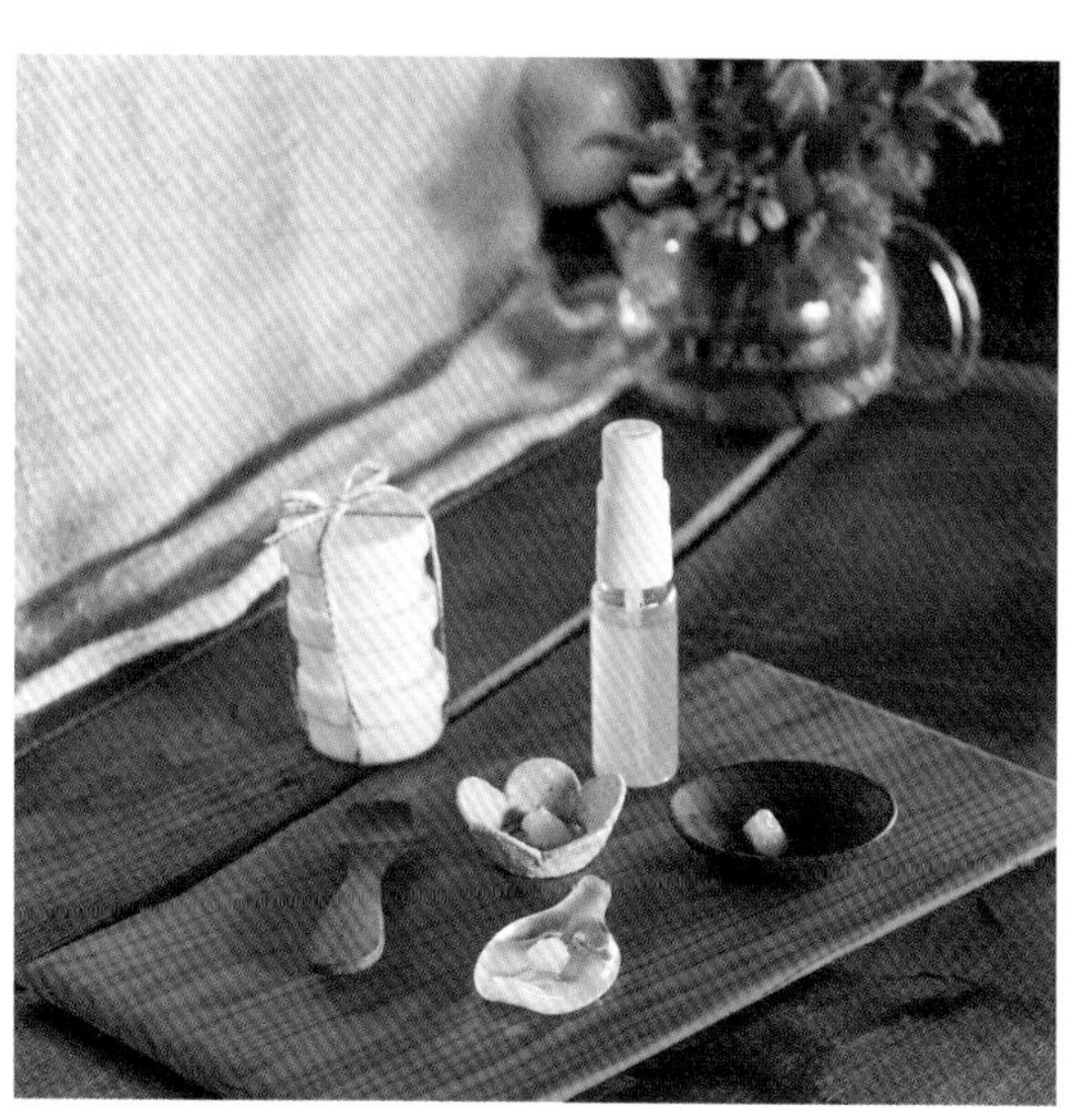

ひととき、風がそよぐ

キクザキイチゲが薄紫色に広がっています。隣りのギョウジャニンニクは柔らかな葉を出して、いかにも美味しそうです。木のチップを敷いた土の上を歩くと、ふかふかと心地よく森の香りもします。

市の図書館がしばらくお休みになりました。最後に借りた本は全て読んでしまい、本棚に並ぶ古い本を開くことにしました。一冊目は『私の保存食ノートーいちごのシロップから梅干しまでー』(佐藤雅子著/文化出版局)です。この中の「鶏のくん製」は、東京の大森・山王に住んでいた頃に何度か作りました。長男の歳を数えれば、40年以上も前のことです。子育て時代の友は、徳富蘇峰の住居跡の敷地内に住んでいました。当時はある放送局の社宅で、うっそうとした木々の中に瓢箪池、足もとには野の花の咲く庭がありました。少女の頃から誰も知らない小さな茂みに分け入るのが大好きでしたから、この佇まいにはどきどきしました。その上、レシピの中でどっさり使う月桂樹もありました。広々とした庭でレンガを積み、本のとおりのくん製窯を作りました。子供たちが走りま

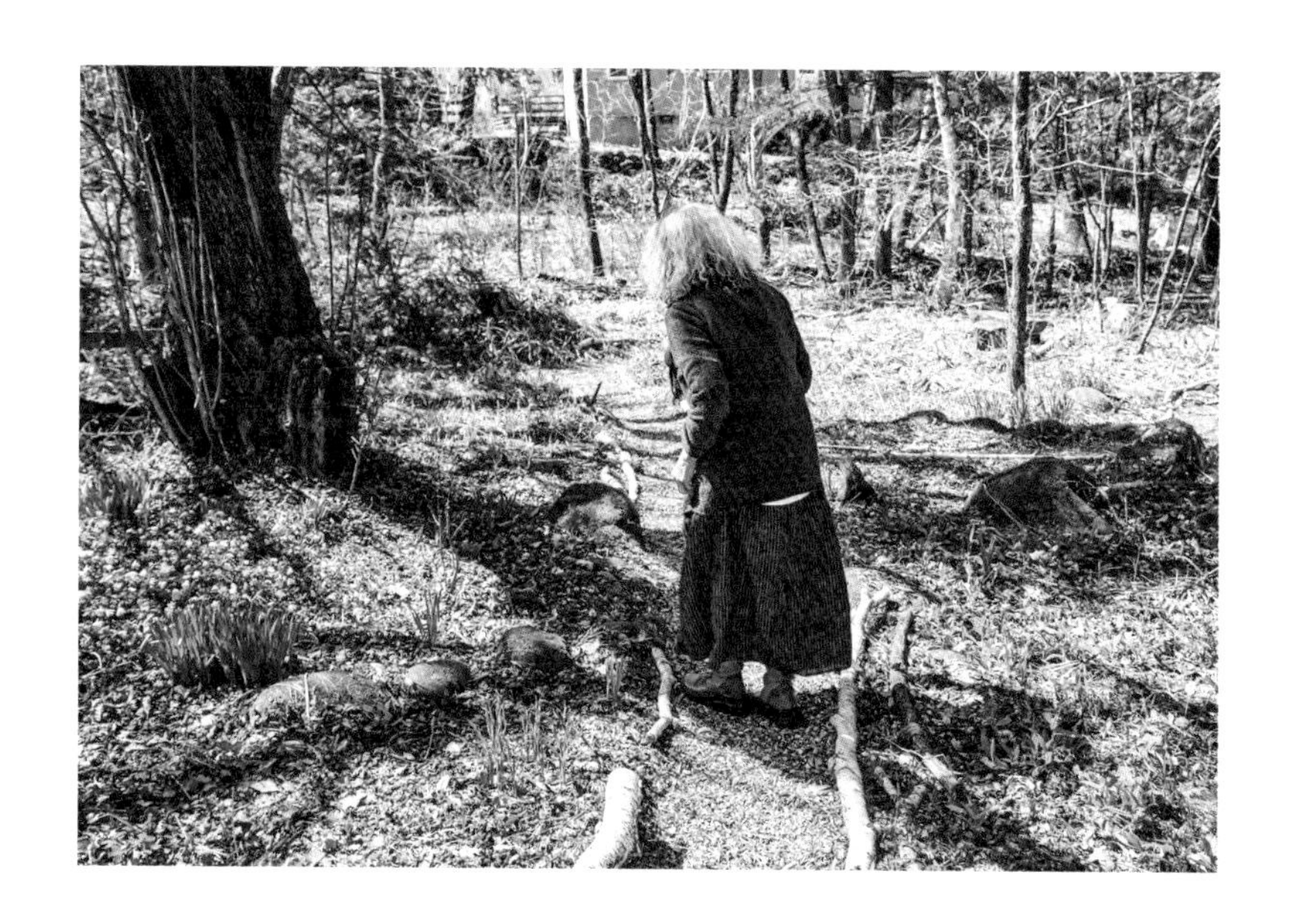

わり、香り漂う煙の中で、たくさん話しよく笑いました。ちょっと焦げたくん製は美味でした。

もう一冊は『植物誌』（佐藤達夫著／雪華社）です。著者自身が描いた丹精な草花の絵。チャタレイ夫人も竹久夢二も、北原白秋もリュクサンブール公園も出てくる、知的で洒落た文章が大好きです。

著者二人はご夫婦です。品格があって慎ましやかで、日々を愛する達人でした。今は黄ばんだ二冊の本には、若い頃の私がいます。写真も植物画もほとんど白黒ですが、色も香りも吹く風も鮮やかに届きます。

蘇峰の庭で初めて知り、植物画にも描かれていた二輪草が、もうすぐこの庭で咲きます。どうぞつつがなく、お健やかに。また来月。

マダムRに

庭のラングワート、キクザキイチゲ、アリッサム、ツルニチニチソウ、レモンタイム、タイム、黒いパンジー、ニオイスミレ、バレリアンの葉、ジャーマンカモミールの葉、戴いたヒヤシンス、デイジー。

深く静かな香りは、森のひとり暮らしを楽しみ、93歳で旅立った友のために。

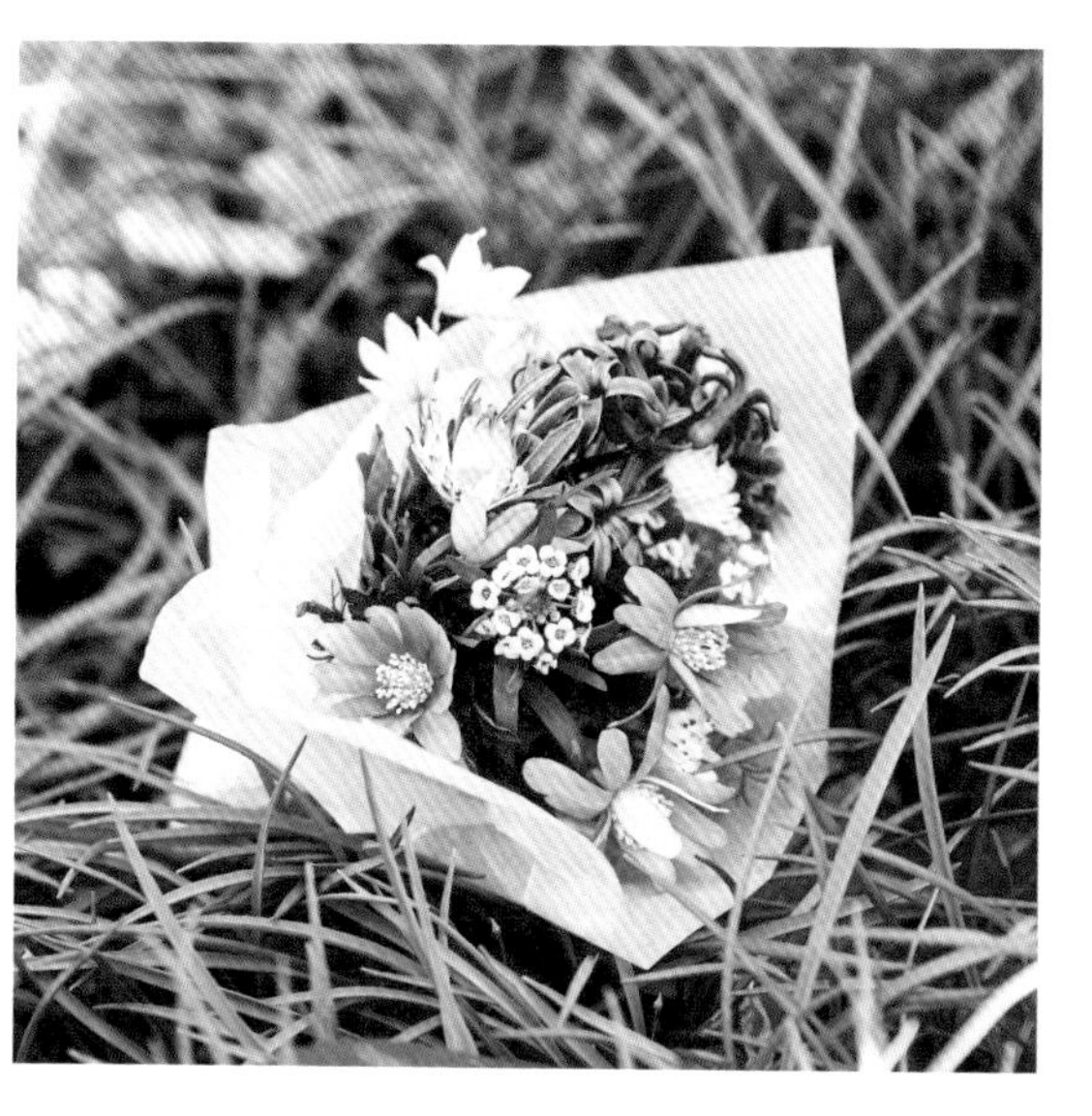

ふんわりと青いサラダ

ブロッコリー、アルファルファ、アマランサス、青ジソ、クレージーピー。マーケットに並ぶスプラウトたちは、魅力的なスーパーフード。そこに、温室のチャービル、冬を越した庭のトレビッツ、イタリアンパセリ、カーボロネロ、タンポポの葉、ラングワートの花々とニオイスミレの花ひとつ。蜂蜜ドレッシングで。

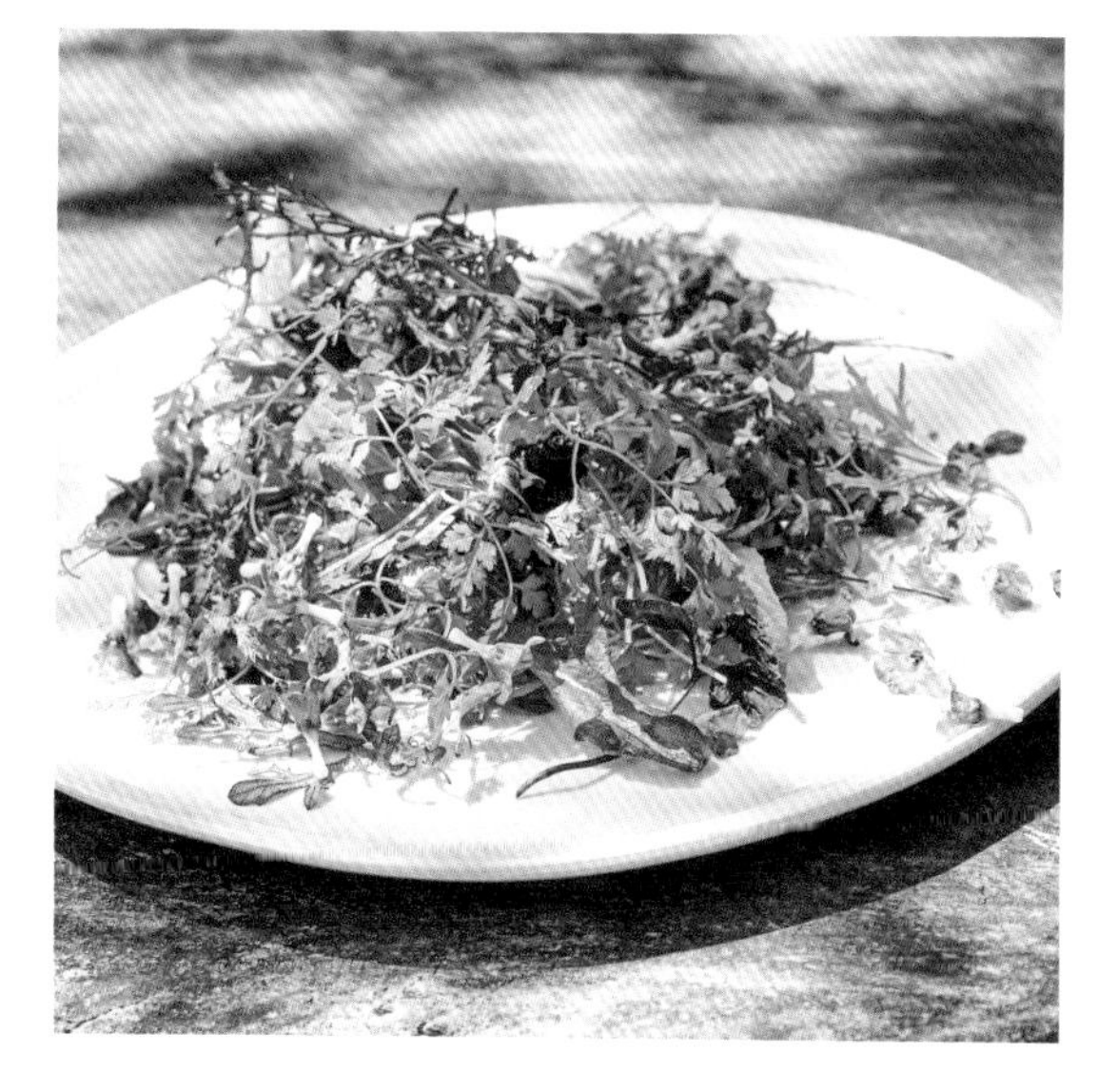

今日、この庭で

スイートウッドラフの純白の花、少し首を伸ばしたワスレナグサ、葉を広げたギボウシが地を覆い、白山吹の花はふわりふわりと空気の中に浮いているように見えます。木々の若葉と微かな風、朝夕の柔らかな光が作り出す世界は、一枚の点描画のよう。春と夏の間の、ほんのひとときのことです。

腕白3人兄弟がやってきました。小川に笹舟を浮かべて元気いっぱいです。お母さんは嬉しそうに見守りながら、びしょ濡れの服と運動靴を思って苦笑いです。子供の頃から知っている青年が訪れました。いつの間にか少年を卒業して、瞳の涼しい立派な若者です。木立の中でお話をすると、子供なりの不安や悲しみを抱えていたはずなのに、彼の中には身のまわりを静かに見つめる目と母を想う優しい心が育っていました。そうよね。彼はうちのハーブティーが大好きでしたもの。

小さな頃、私は自分があまり好きではありませんでした。家庭の事情もなかなか複雑でしたから、「自分ではない誰か」になりたいと思ってい

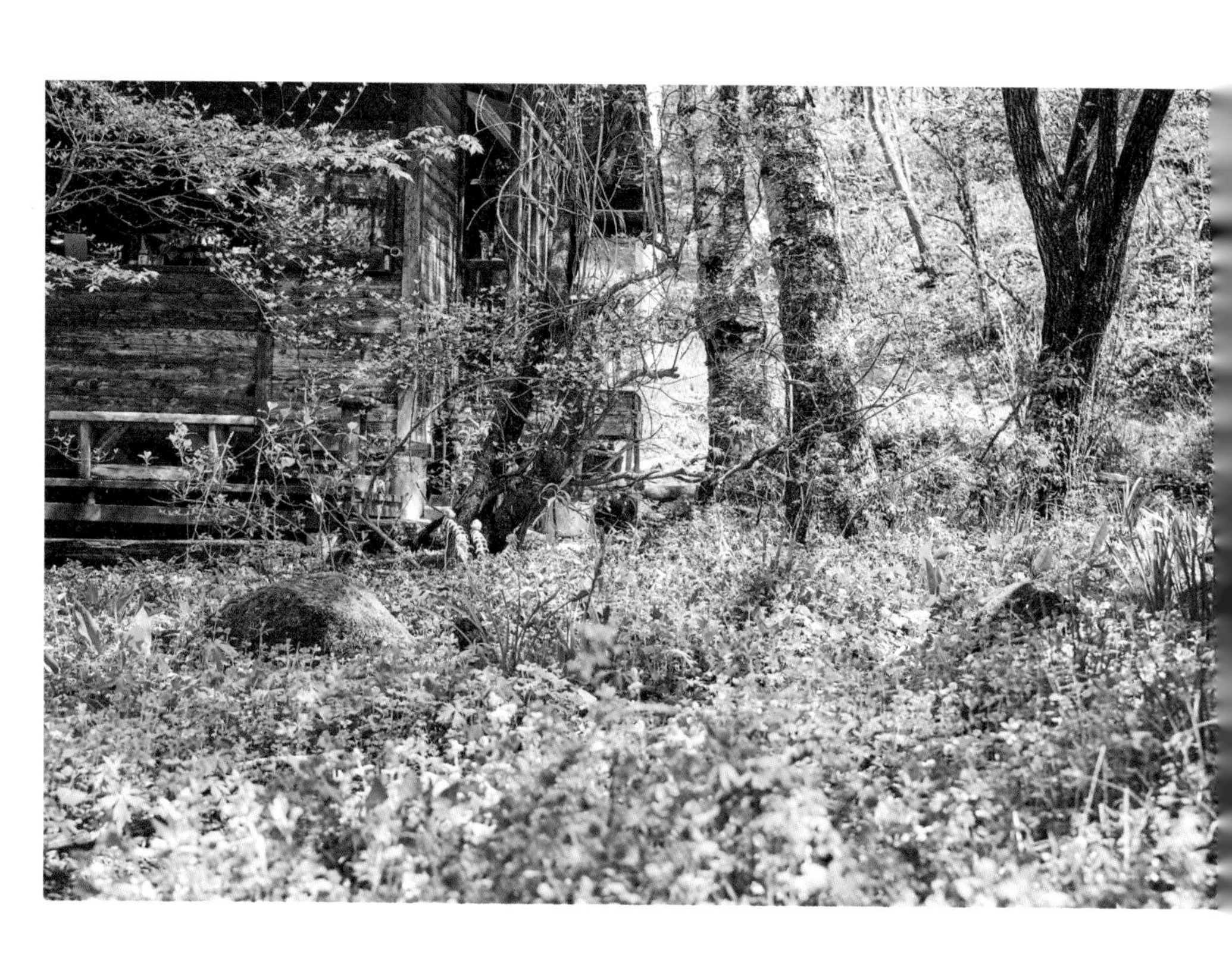

ました。ある時、自分の身体という入れ物の中から、瞳の孔を通して外の世界を見ているような、奇妙な感覚を持ちました。私はこの入れ物から一生出られない、と幼い胸に切なく刻みました。その日のことは今でも忘れられません。

蓼科に暮らすようになって、「誰か」になる必要はなくなりました。植物が生まれ育ち、土に還るその移ろいのひとつひとつに心惹かれます。緑の生み出す空気が「入れ物」から自由になる感覚をいつも教えてくれています。

憂いや哀しみは、この庭に置いていってくださったら、きっと美しい花に変わるでしょう。幸せな想いだけ持って帰ってくださったなら、ひと粒の種に変わるかもしれません。それがご自分を好きになる小さな花々に育つなら、なおのこと申し分ありません。

これから生まれる天使と母に

花はヒナギク、ワスレナグサ、小さなチューリップ、ニリンソウにカキドオシ。カモミール、野イチゴとキバナノヘビイチゴ。葉はローズ・ゼラニウム、アンジェリカ、クローバー、ゴーツルー、バニラグラス。仄かに甘く野に渡る生まれたてのそよ風のような香りです。弾む足取りで庭を巡って摘みました。

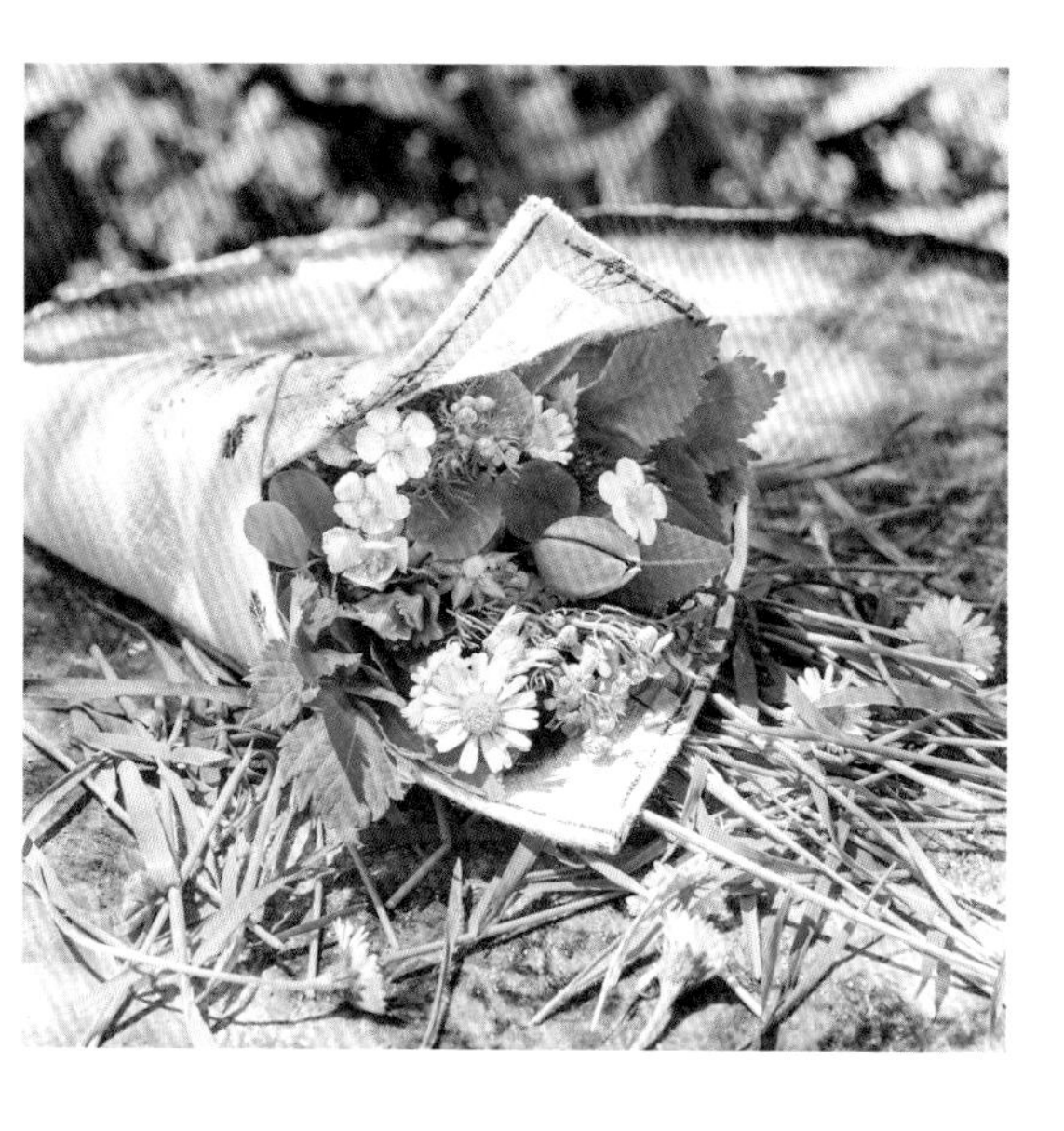

草の上の昼食、緑のニョッキ

ネトルはヨーロッパの春には欠かせない野の栄養。若葉を茹でて刻んで下ごしらえ。ジャガイモも茹でてマッシュ。小麦粉、卵、粉チーズ、塩、こしょう、全て混ぜたら棒状に。トントン切って、真ん中ペコリ。茹でたてにオリーブオイル、塩、こしょう、粉チーズを振りかけて。どうか食べ過ぎませぬよう。緑は小松菜、ほうれん草でも。

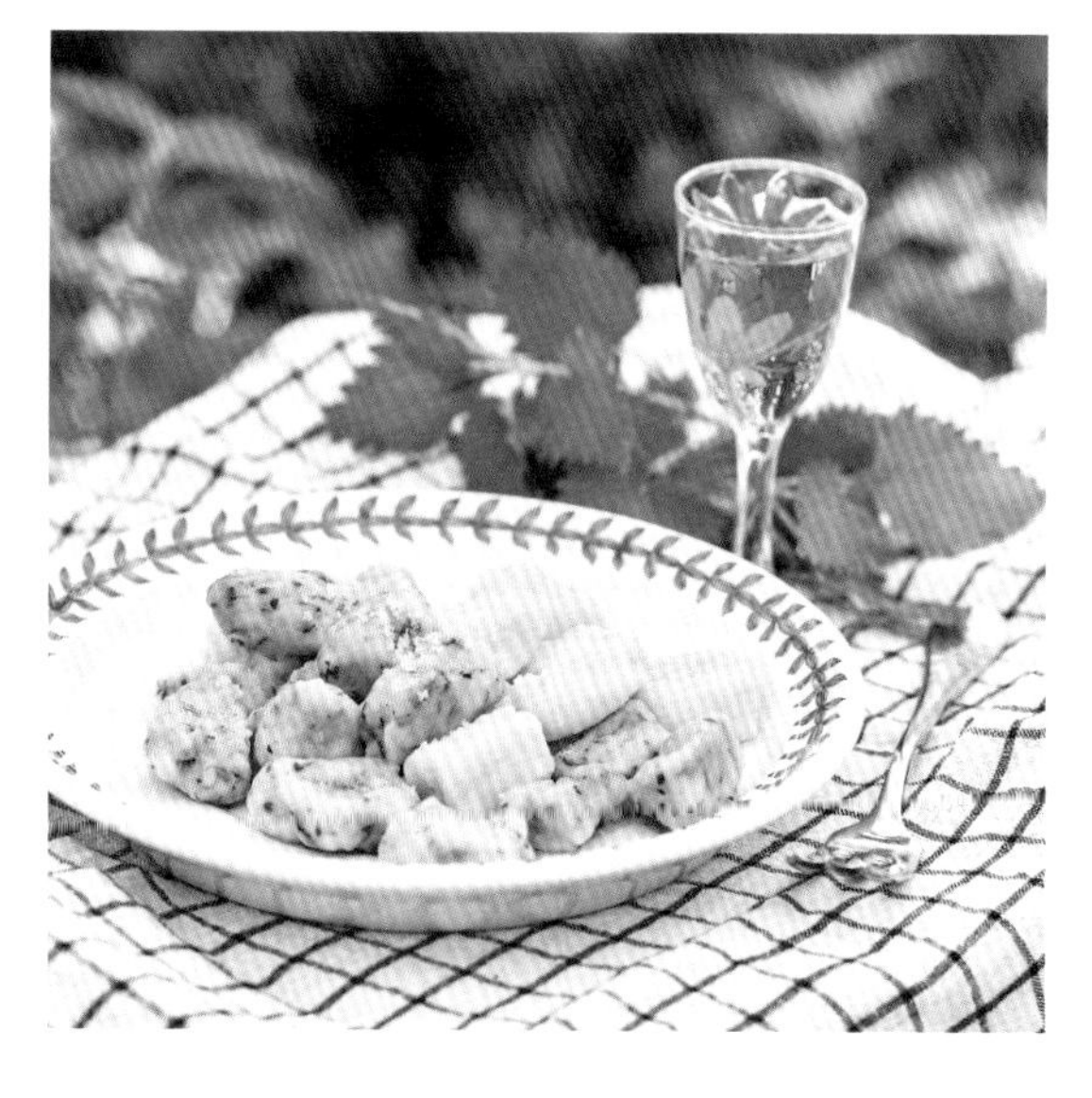

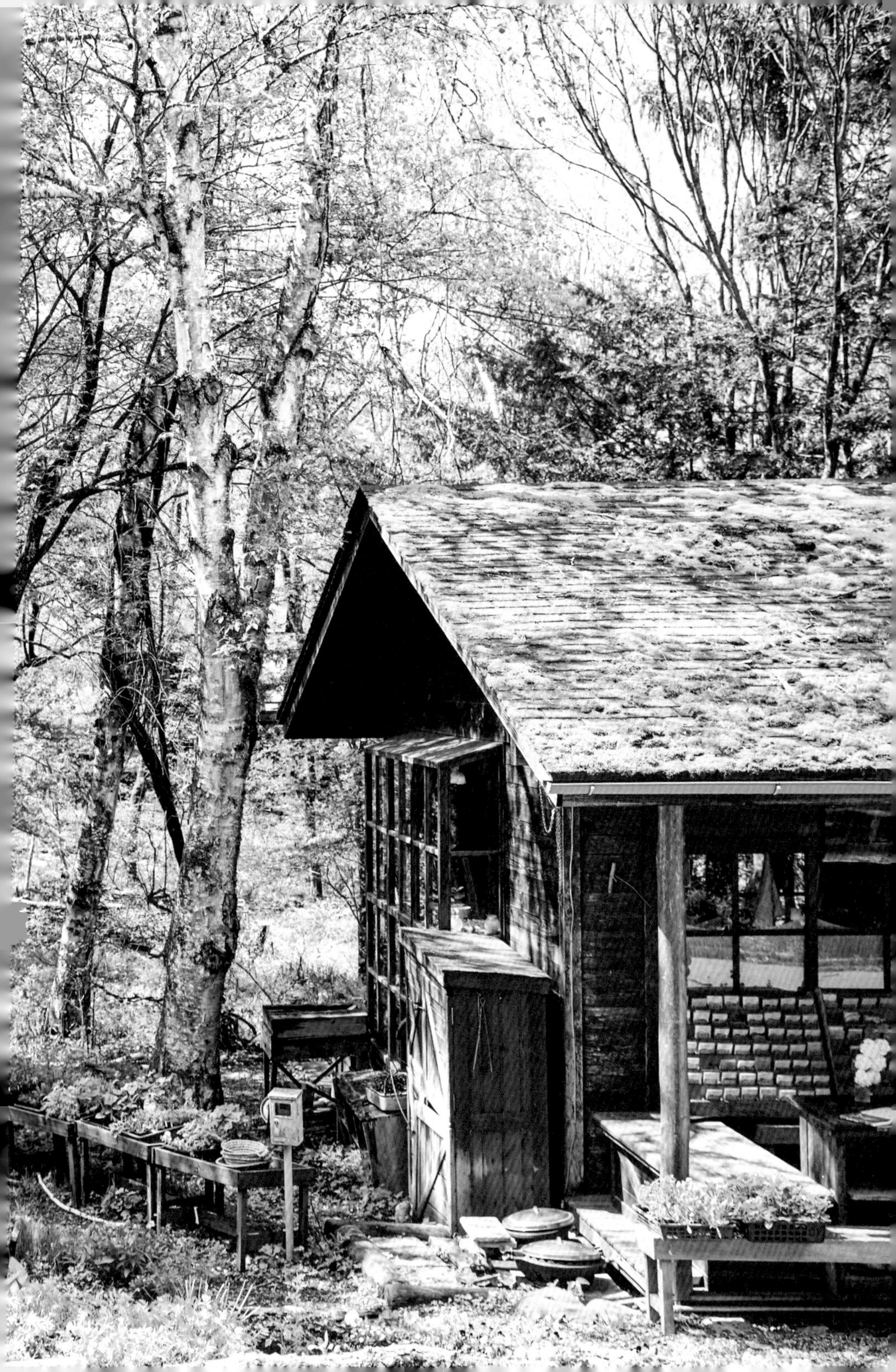

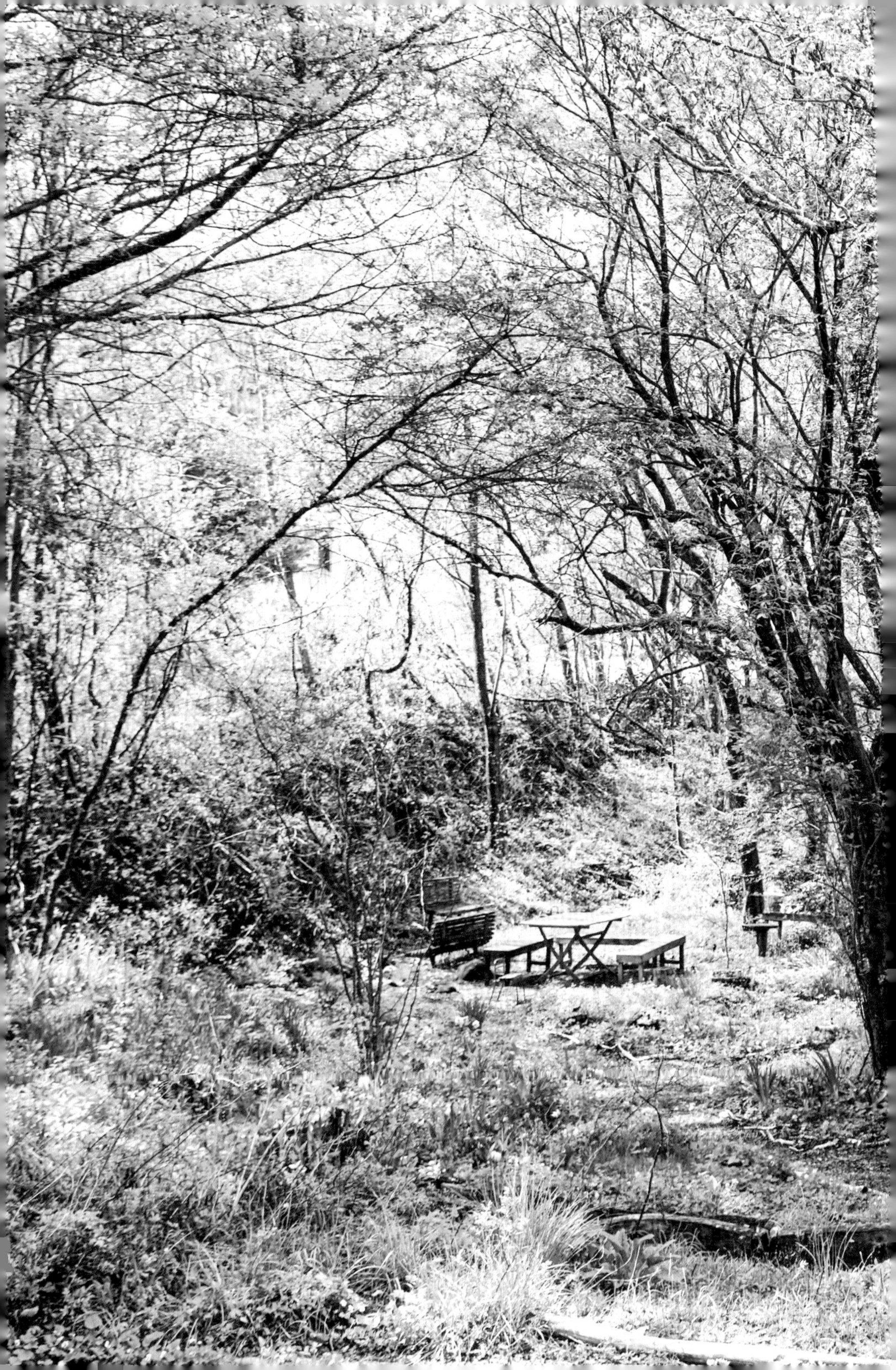

夏の待ち人

小道を歩くと、スイカズラと野イバラの香りがします。この季節だけが作る、ハニーサックルローズの天然のパフュームです。

スイカズラのひと枝を手折って食卓に飾りました。日を追うごとに花は真っ白から黄味を帯び、やがてはらりと落ちました。散った花にもまだ甘い香りが残っています。

西側の小さなハーブガーデンは三年目を迎えました。ここにも、東側の林にも、子供の頃から憧れた物語の薬草たちが育っています。サンショクスミレの花の汁は惚れ薬。タイムの花の茂みに輪を見つけたら、それは妖精のダンスの跡。ハーメルンの笛吹きが使ったバレリアンの根……。

私は『ピーター・パン』(ジェームズ・バリー著、本多顕彰訳/新潮文庫)の中の、妖精の話が大好きです。妖精は決して役に立つことをしない。この世に生まれてきた赤ちゃんの初めての笑いが粉々に割れて生まれたものが、妖精の始まり。人の眼にとまらぬよう普段は花とそっくりの着物をまとい、季節によってとりかえますが、色の好き嫌いも少しあって、サ

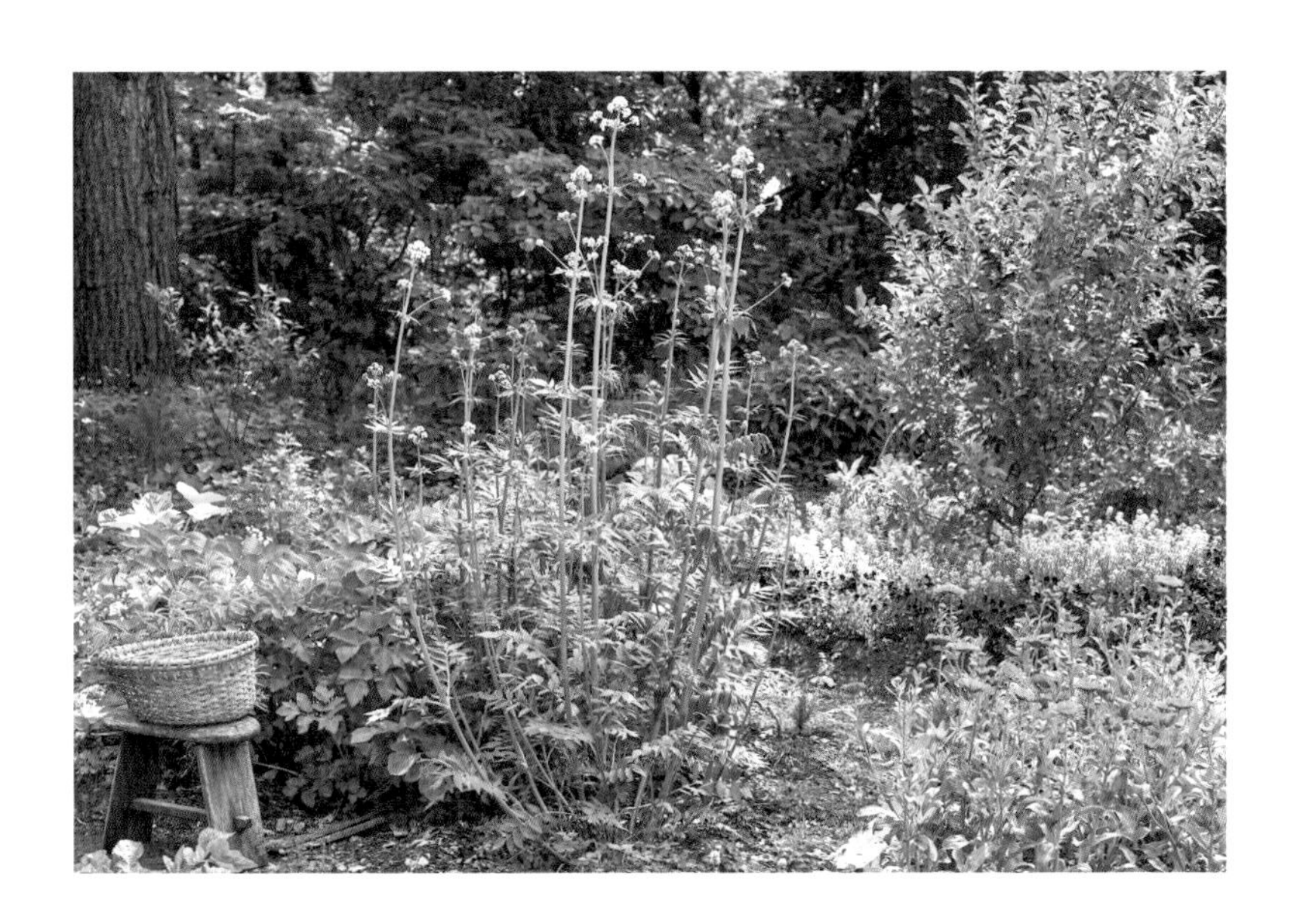

フランやヒヤシンスがお気に入りです。

　妖精を見つけるには、気がつかないふりをしてパッと振り向くとよいそうです。もうひとつは、花をじっと見つめることです。むこうは思わず瞬きをするのでばれてしまいます。庭に誰もいない時、私もそっとやってみます。

　たった一度だけ夢の中で妖精に会いました。身長40〜50㎝、先の尖った靴を履き、全身緑色でした。いかにも皮肉屋といった感じで、ショップの窓越しにこちらを見ると、「ふふん」と言いました。忘れることのない光景です。

　へそ曲がりで感じの悪い妖精も結構好きですが、もう少し小さくて、もう少しだけ感じの良いのが好みです。隠れやすくて美しい衣が見つけられるように、花々を咲かせて待っていますが、私の妖精はまだ見つかりません。

庭の妖精たちからあなたに

花はタイム、スパイクラベンダー、ジャーマンカモミール、レディースマントル、ダイヤーズウッドラフ、スイートウッドラフ、マジョラム。葉はホソバマウンテンミント、グリークオレガノ。実はスイートシスリー。小さな花たちは妖精の住処のよう。少し疲れたあなたに、甘くてふわふわして柔らかで勇気の出る花束を。

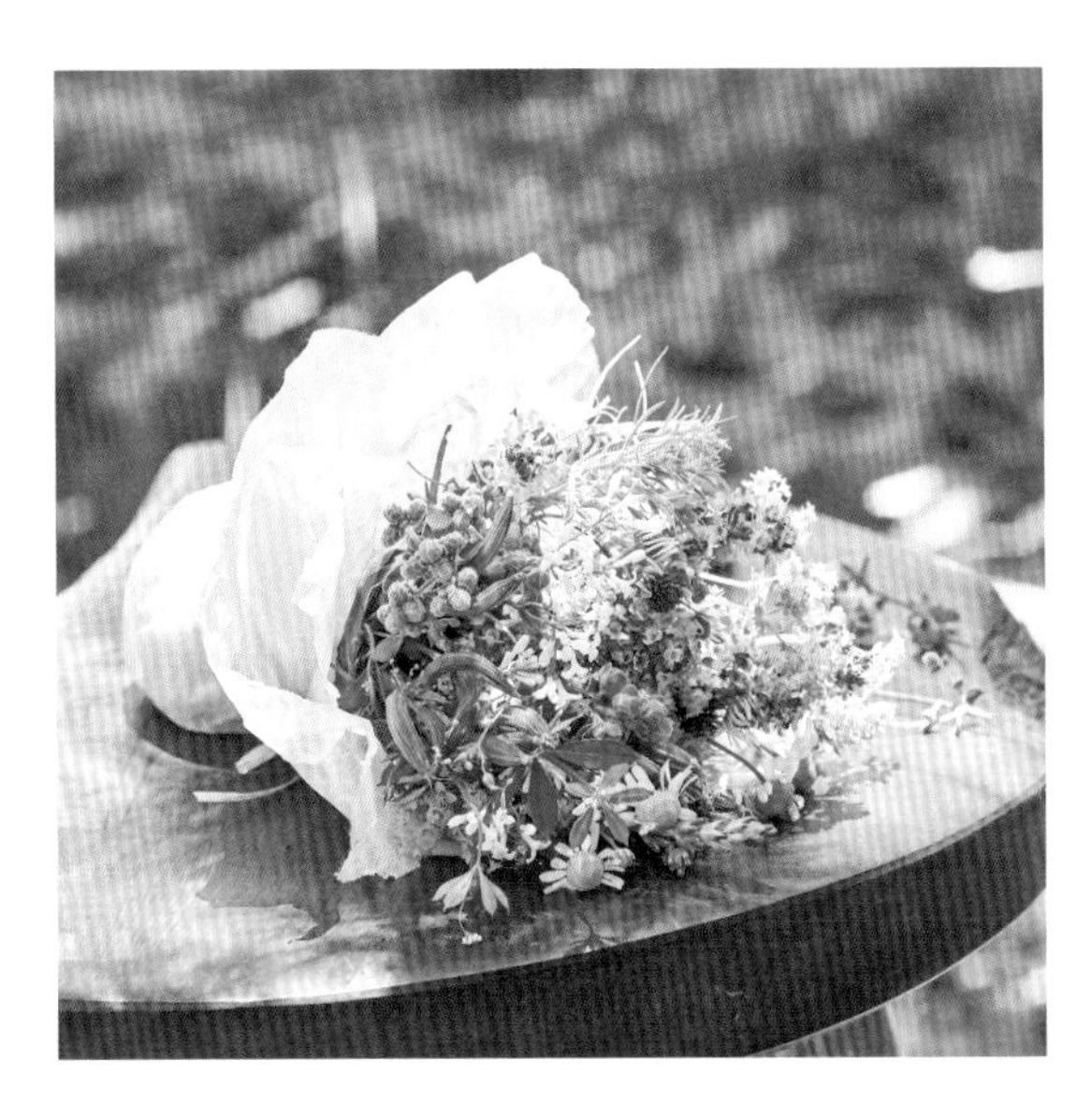

カシスの葉の香りと庭の宝石と

カシス（クロフサスグリ）の葉はえも言われぬ香り。霧ふる山で育ったダージリンと合わせてアイスティー。赤くて細いルバーブの茎と、緑で細いアンジェリカの茎をさくさく刻んで砂糖をまぶし、パイ生地にメープルシロップを塗り、茎をパラパラと散らしてオーブンへ。さあ、恵みの庭のティータイム。

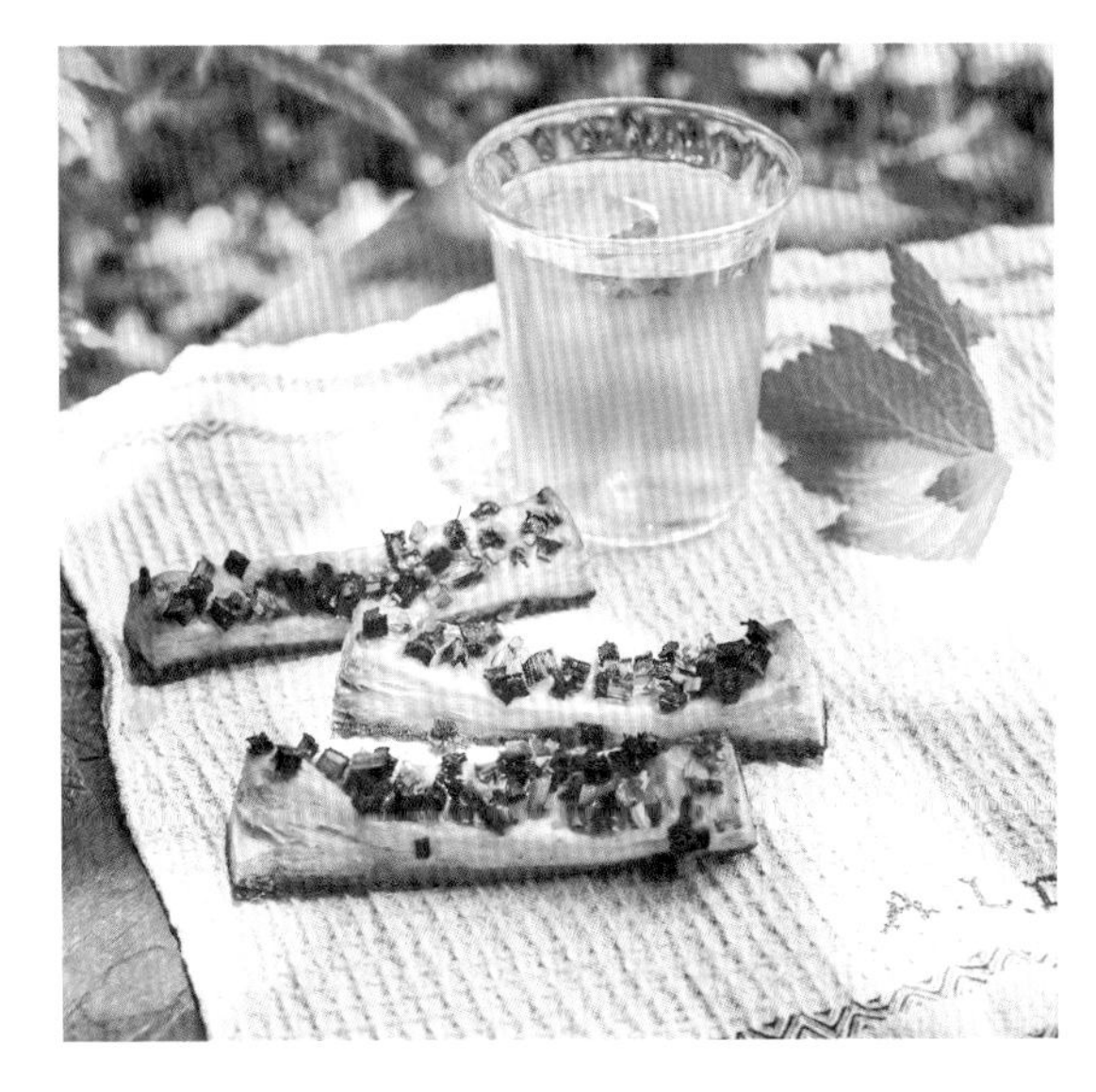

草の栞 1

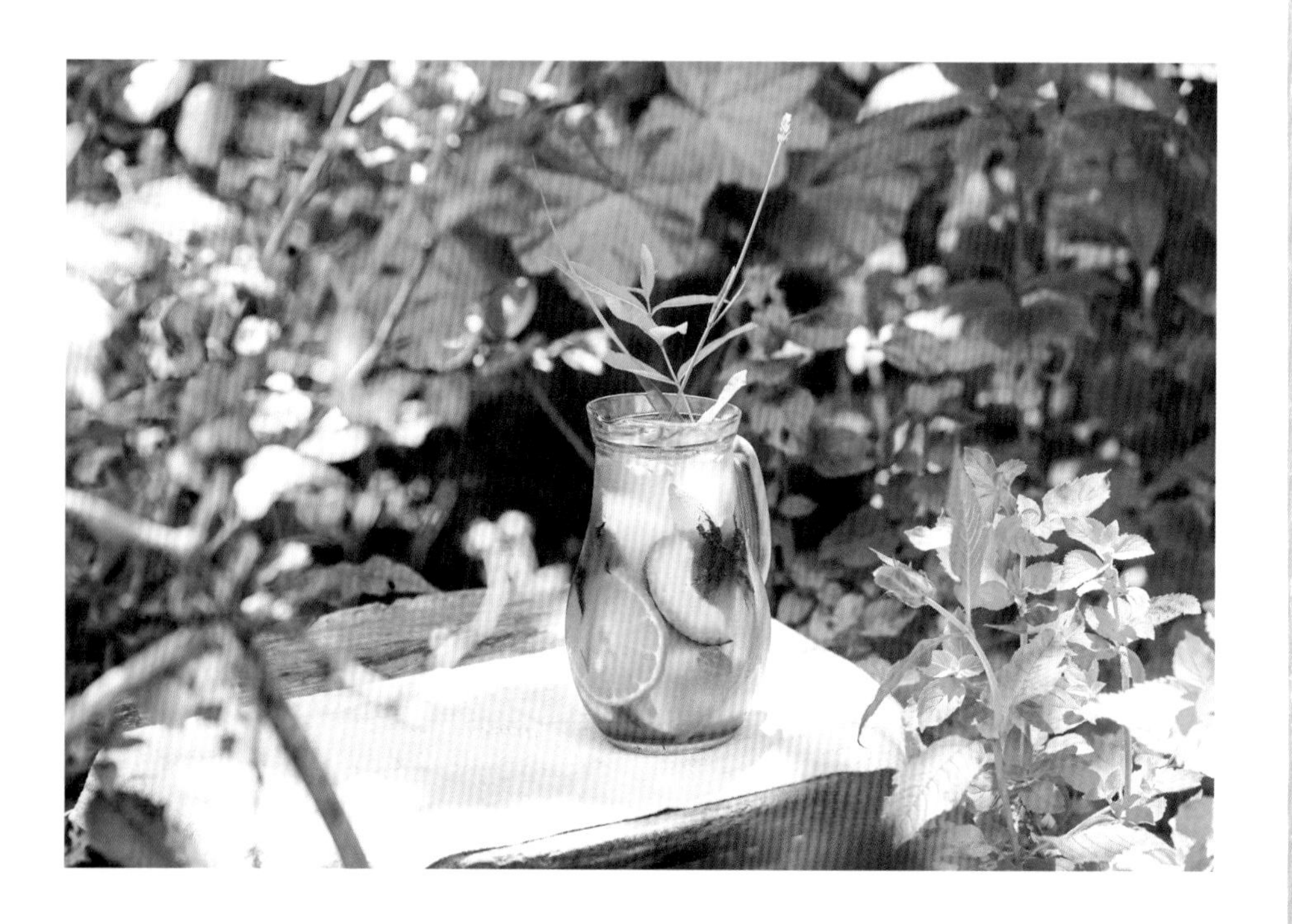

真夏のハーブティー・パンチ

ハーブが香りを増し、花々が咲き、果物たちが豊富な季節の定番です。レストランをしていた頃は、この飲みものでたくさんのお客様をおもてなししたものですが、今は地元の図書館のハーブ講座でくりかえし楽しむようになりました。月に一度の花壇の手入れをした後に、みんなで作る冷たくて美味しいハーブや果物いっぱいのパンチは、フレッシュな香りに満たされる夏の喜びです。

材料はハーブティーと砂糖、果汁100%のジュースと季節の果物や生のハーブだけ。作り方も、とてもシンプルです。まず、濃いめのハーブティーを用意します。お好みですが、経験から少し甘みを加えたほうが口当たりが良いように思うので、熱いうちに砂糖を溶かします。お茶を冷ましたら同量のジュースで割って、果物をざくざくと切って、生のハーブを入れればできあがりです。しゅわしゅわがお好きなら、召し上がる直前に炭酸水を加えても美味しくなります。

ハーブティーは、フレッシュでもドライでも、その両方を混ぜたものでもかまいませんが、ドライのほうが茶葉の量を加減しやすいので濃く入れられます。どなたでも飲みやすいブレンドなので、私はドライハーブのレモングラスやレモンバーベナ、ペパーミントをミックスしたものを使っています。ジュースだって、りんご、オレンジ、グレープフルーツ、桃など色々な味を楽しめます。

図書館のハーブ講座では、参加している皆さんそれぞれがご自分の庭から摘んだ、とっておきのブルーベリーやラズベリー、香りのバラを持ち寄ります。摘みたてのタイムの花やレモンバーベナを入れれば、見た目も風味も「その日の特別」ができあがります。大人数なら、大きなガラスの器にパンチをたっぷり入れてレードルでとりわけましょう。さらに大きなボウルに氷を張って器を入れればよく冷えて薄まらず、氷の上に花やハーブを散らせば、きっと歓声があがります。あなたの鼻もピクピク高くなって、召し上がる方と同じように幸せになるでしょう。

あるものでぱっと作れるようになれば、お金も時間もかかりません。明るくてなんだかピカピカした飲みものは、子供たちも大好きです。大人の夜の楽しみにはジンやウォッカをひと垂らし。どこまでも自由で簡単な一杯です。

軽々と花を摘む

タイマツバナがぽつぽつと小さな火を点し始めました。雨が降り続いても、消すことのできない花の炎です。雨を眺めながら、リンデンバームのお茶を入れました。湯気と共に甘い香りが漂い、カップには森が映ります。

時折開く二冊の洋書があります。一冊目には、膨らんだ麻袋を横に置いて、リンデンバームの花を摘むおじいさんの写真が載っています。ほどよく洗い晒したシャツ、口に花をくわえハンチングをかぶった姿は、ただの日常の風景ですが、小粋です。

もう一冊には、自宅のガレージで薬草を売る、日に焼けたおばあさんが写っています。シンプルな紺のワンピースに麦わら帽子をかぶり、膝の上にはラベンダーの束をのせて座っています。南フランスに住む彼女は、朝になると裏の丘に登り、野生のハーブを集めては木箱に並べ、訪れる人に使い方のアドバイスも惜しみません。

いつか私もこんなふうにと、二つの写真を見る度に思ったものでした。

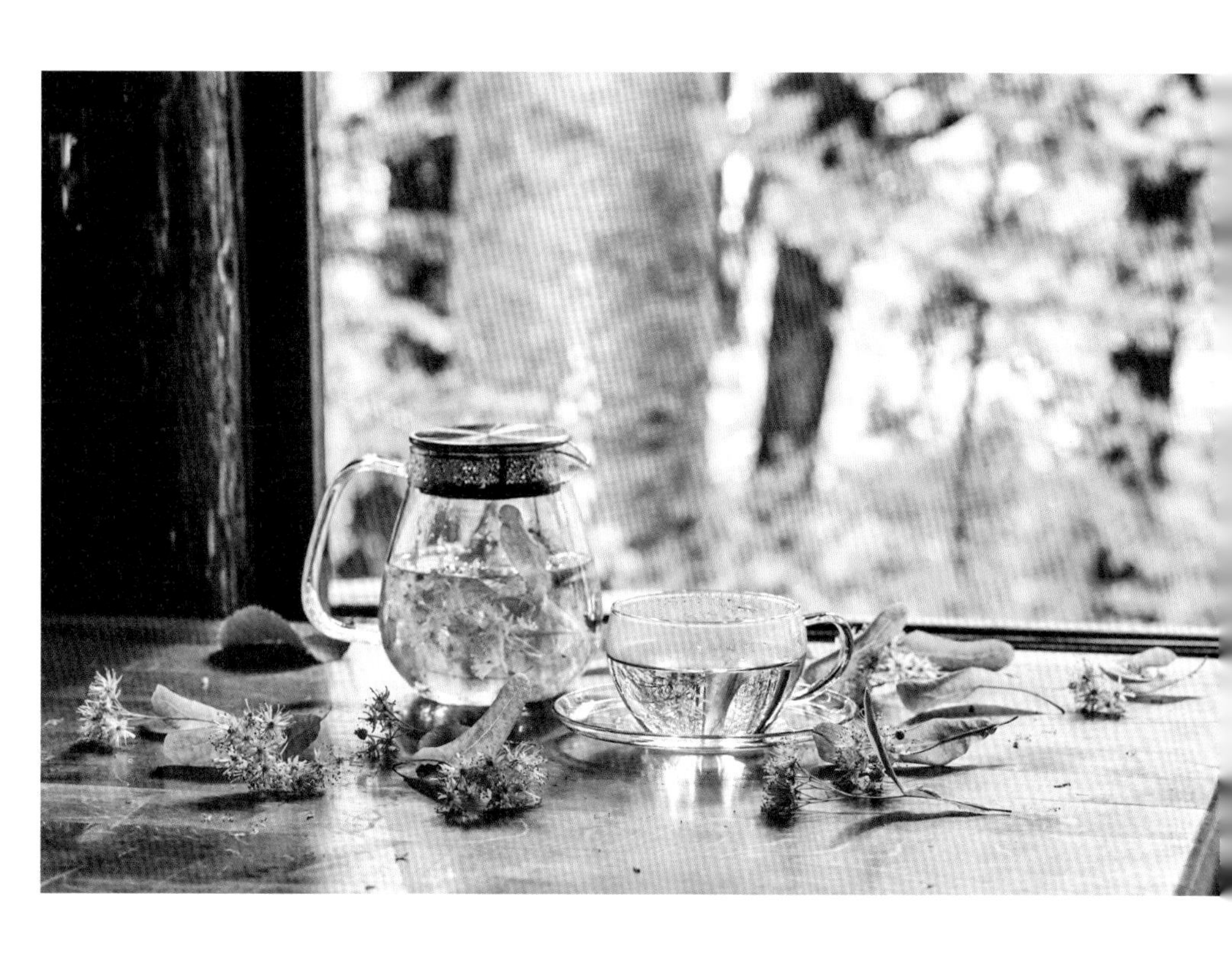

雨や風に晒され、悲しいことや理不尽な出来事をくぐり抜けて、それでも生きてきた人は地味に格好の良いものです。その佇まいはそれだけで、何冊もの物語より魅力的です。あの二人にも、きっと色々なことがあったでしょう。でも、なるようになると鼻歌でも歌って、流れの中で溺れず生きていけば、誰かのために人知れず役立っていることもあるかもしれません。

地元の総合病院にリンデンバームの木を植えてから、20年以上が経ちます。私の庭から移した時はほんの若木で、丈夫に育つだろうかと心配しました。日照りも嵐の日もありましたが、多くの人に見守られ、今では初夏になるとたくさんの花をつけるまでになりました。木の一生からすればまだまだ若者ですが、木陰を作り、花を摘む喜びを与えてくれています。今日のお茶も、ここからの恵みです。

今日を生きる孤高の画家へ

花はラベンダー（アングスティフォリア、グロッソ、ラティフォリア）、リンデンバーム。葉はマートル、タイム、セージ、ローズマリー、ローレル、ワームウッド、リンデンバーム、ラベンダー。セザンヌ、ゴッホも愛した南フランスの光と風と香りを、病いを見つめ、ライフワークに取り組む聡明なあなたへ。

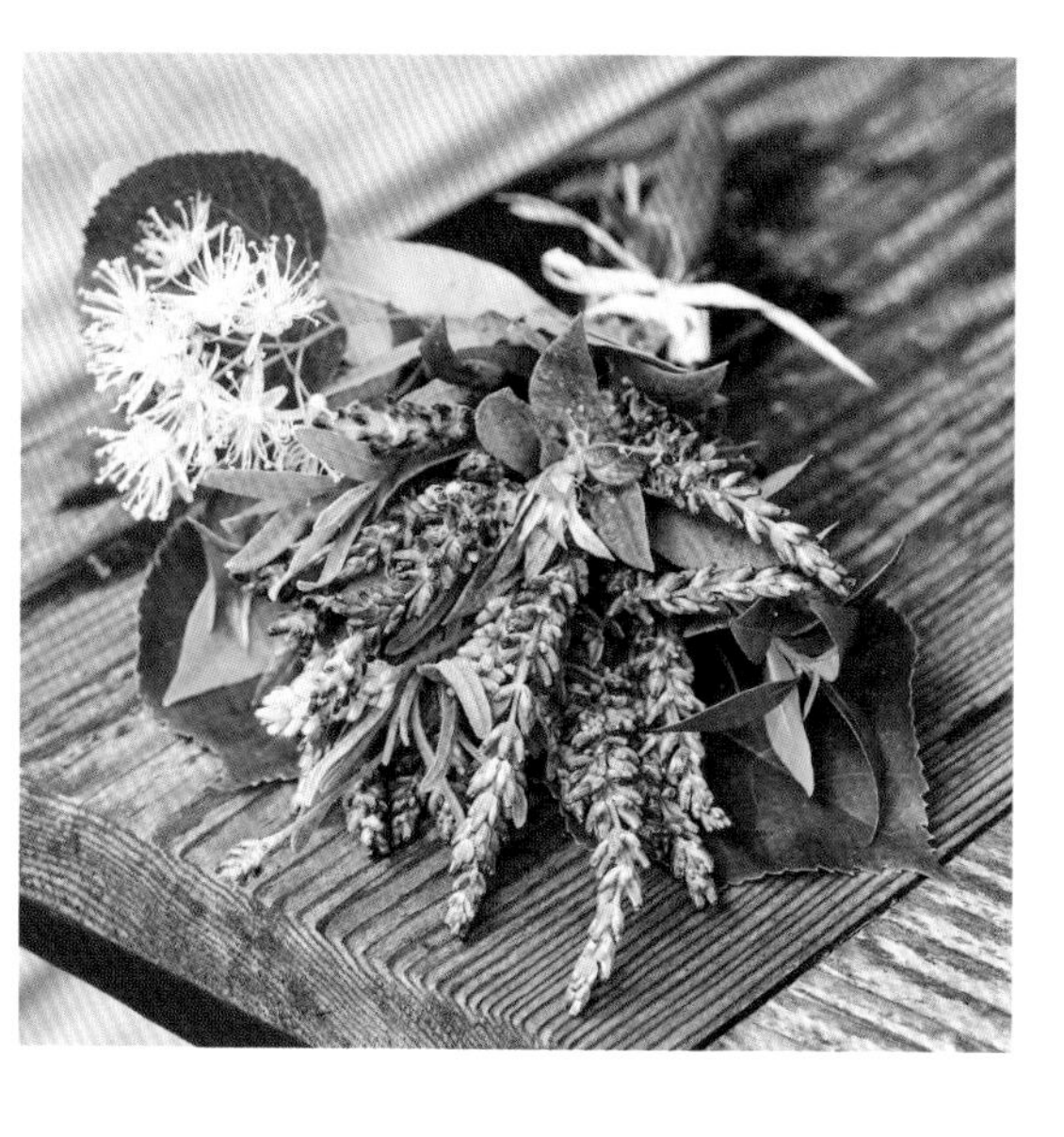

黄金のフリットと妖精の帽子

くし切りのトウモロコシを炭酸水で溶いた衣でサクッと揚げる。茹でてからでないと短冊にならないので、ご注意を。ナスタチウムの花を重ねれば、帽子をかぶった妖精のよう。ぱらりと塩を振ったらすぐに食べたい、つまみたい。揚げたてのトウモロコシとピリ辛の花を交互に食べれば、ひと皿はあっという間。

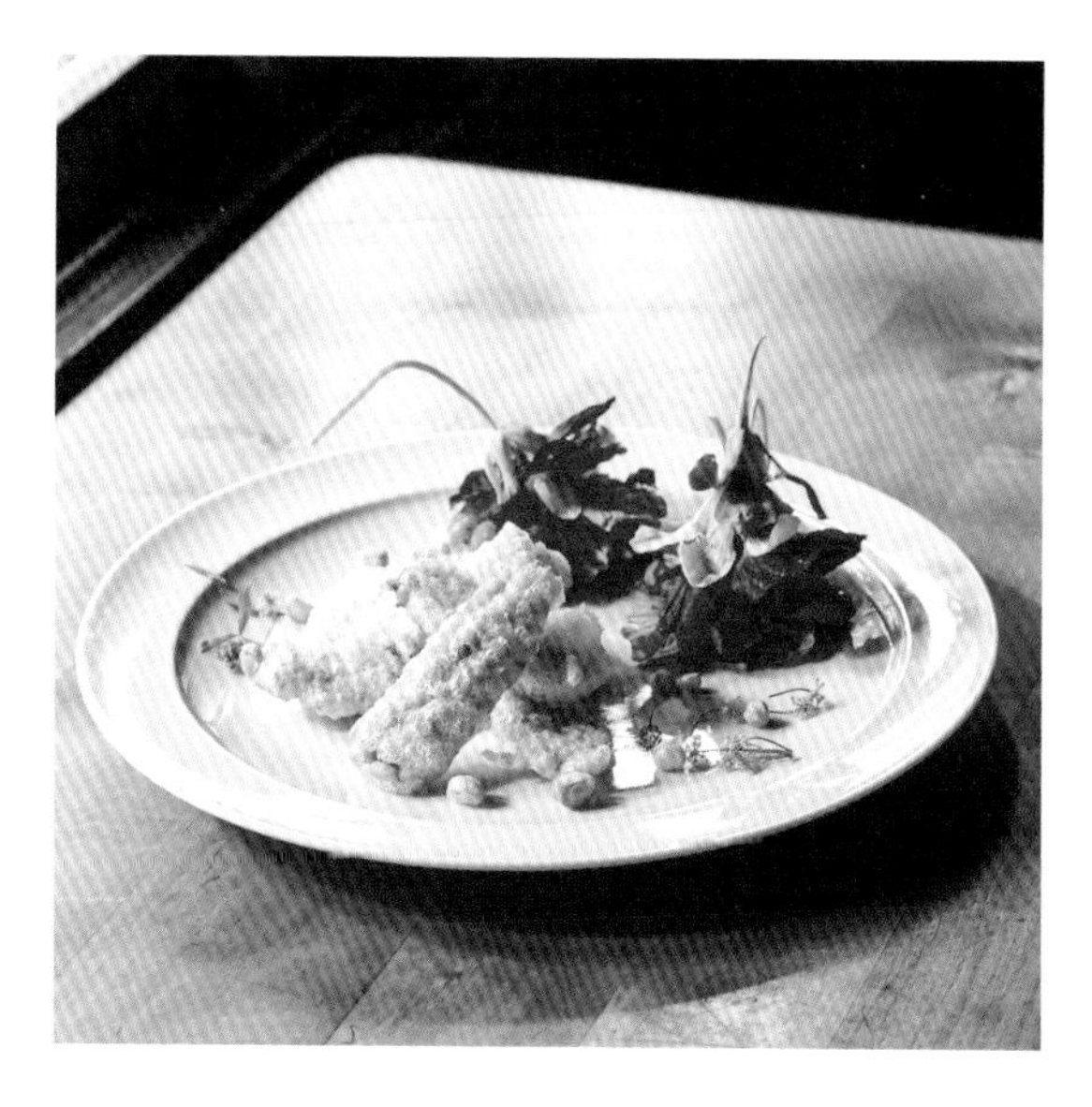

思い出を便りに

赤いタイマツバナが満開です。この花の蜜を求めて、一羽のカラスアゲハが毎日やってきました。ここは私のお気に入りとばかり、ひらひらと舞い、それはそれはご機嫌に見えるのです。この蝶の一生はひと夏と思えば、羽の輝きがいっそう心に浸みました。

この夏も迎え火と送り火を焚きました。木々の間に上ってゆく煙を見ながら、逝ってしまった人たちを想います。中でも、食べものを巡る思い出は私にとって幸せな日々へと繋ぐ回路になっています。

北に住む親友はカラフルなエプロンを着けて、いつも嬉しそうに誰かのために美味しいものを作る人でした。彼女の家に泊まると帰りの日に必ず持たせてくれるのは、イクラの醤油漬けが山盛りに入った、大きなおむすび。つやつやで白くて丸々としていて、頬張ると黄金の粒がこぼれ落ちそうでした。

晩年の母は「森永ミルクキャラメル」が大好きで、口に入れてはハミングしていました。夫は病室にトースターを持ちこんで、餡をのせたこん

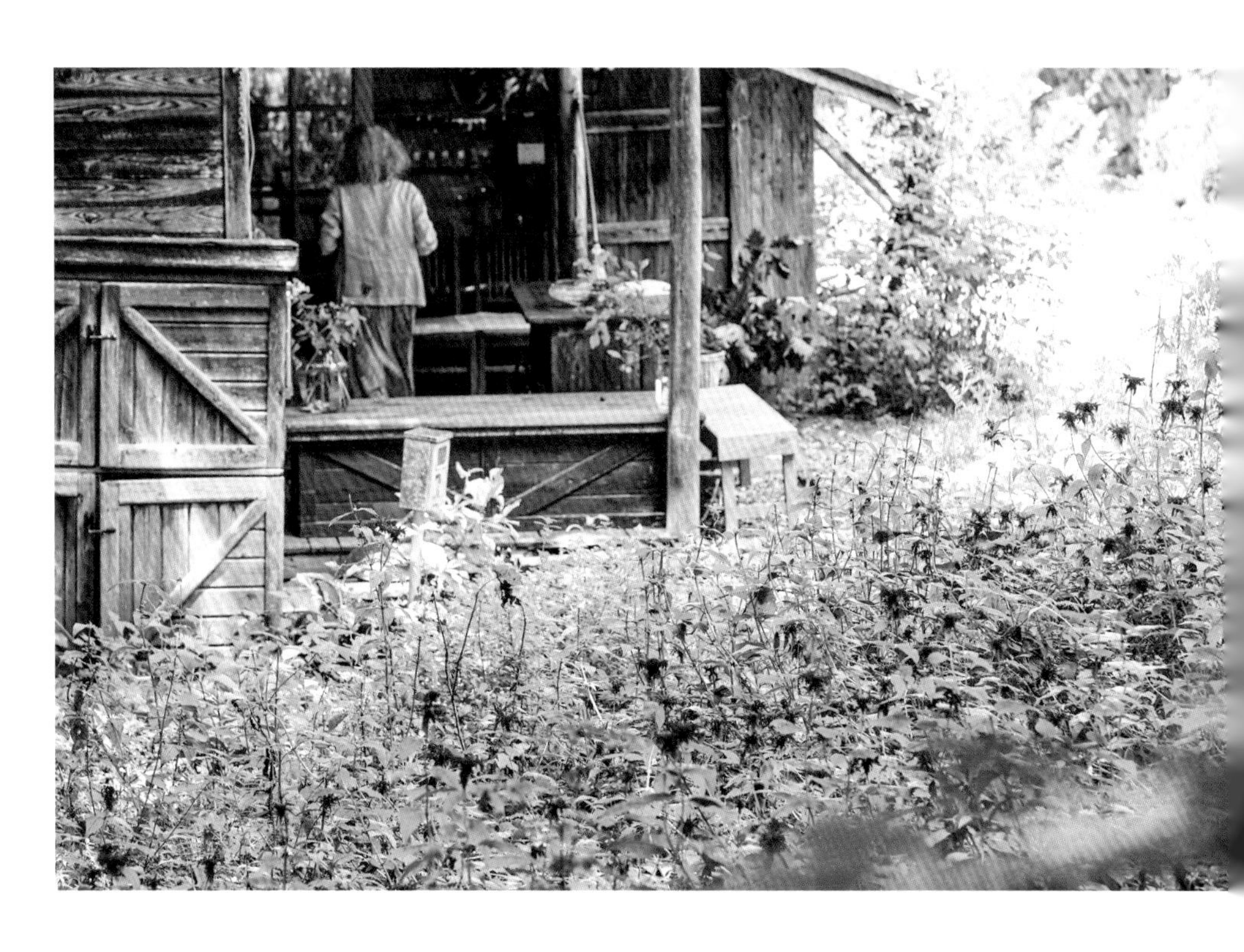

がりバタートーストを作り、コーヒーと共に楽しんでいました。読書友だちのマダムRは、甘い甘い「ミルキーウェイ」とハーシーの「キスチョコレート」がお好みでした。どれも慎ましくも微笑ましい情景です。

もう会うことの叶わぬ人に会えるのは、「記憶」という魔法があるからです。食べもの、音楽、旅、日常の所作……簡単な呪文を唱えれば、思い出が鮮やかによみがえります。

ショップに通う道すがら、生きものたちに出会います。ここでは毎日違うショートストーリーが生まれています。屈託なく舞う蝶、声楽家の小鳥、軽業師のリス、用心深い鹿。この風景は、私自身へのポストカードにしましょう。歳を取ると記憶の多くを手放すといいますから、いつ届くかわかりませんし、届かないかもしれません。それもまた良しです。

星になったドクターへ

まだ小さなサラシナショウマ一輪、ベルガモットの白と紫、白花のオレガノ、リクニス、スイートシスリー、フェンネル、ヤロウ、アリッサム、ミツバ、マジョラム、タイム、クレマチスの葉。心優しい精神科医は、ご自分のために、誰かのためにハーブティーを選びました。蓼科を愛し、山歩きを愛した人に、夏の日の香りを。

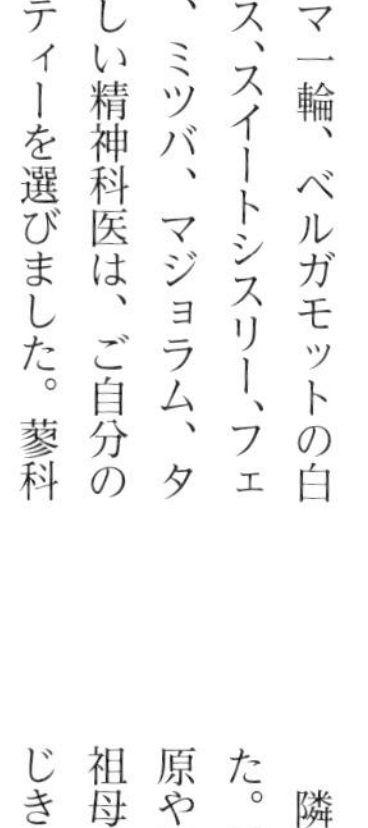

懐かしのいなり寿司

隣に住む叔母は幼い私をよくピクニックに誘ってくれた。画家の叔父がスケッチをする間、お供の私たちは野原や森を散歩する。思い出すのは、お弁当のいなり寿司。祖母や母の作るものとは違っていて、クルミは定番、ひじきなどの海藻は必ず。クルミの実る信州で、叔母の味は私の味になりました。

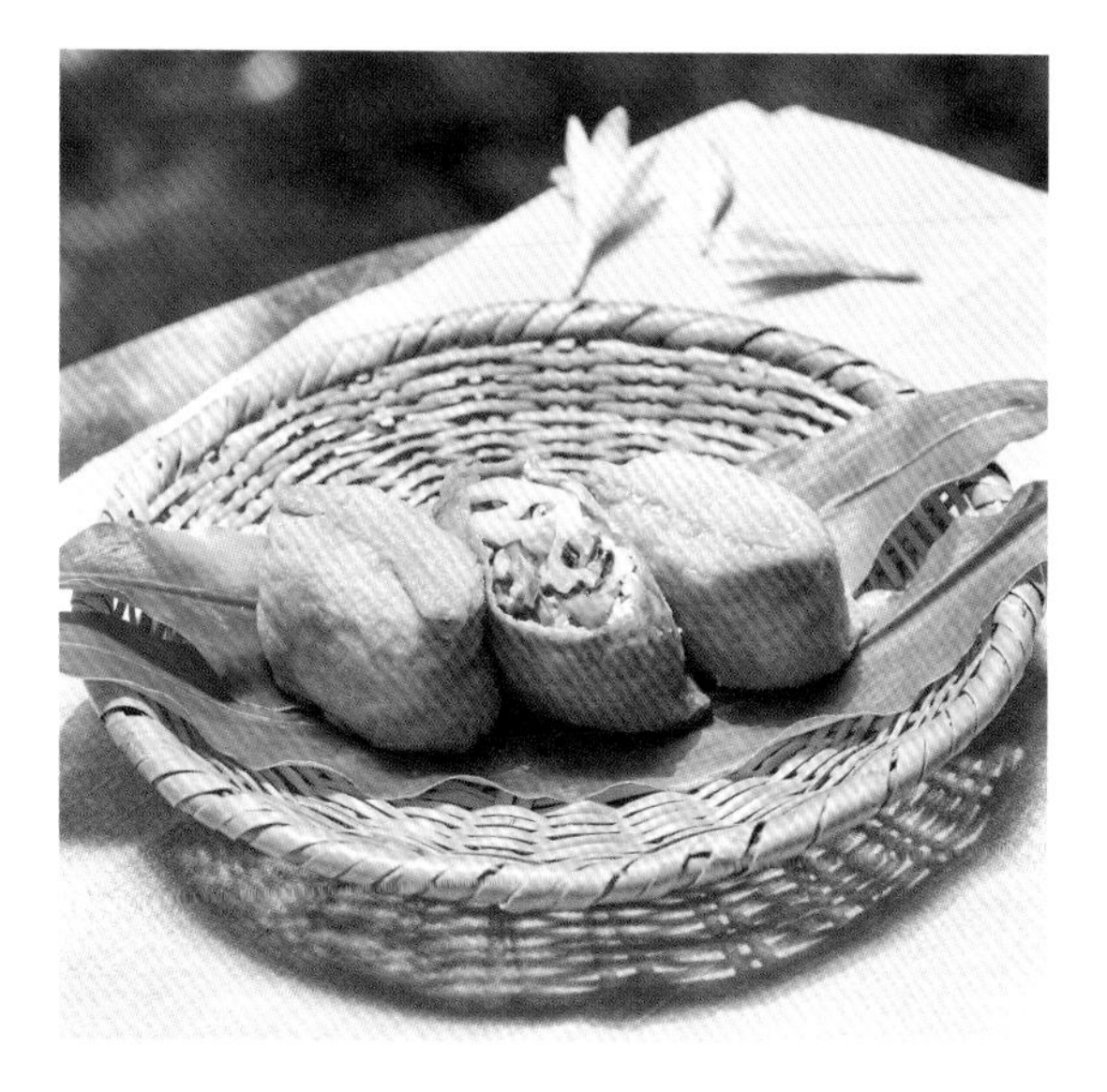

夏の終わり、秋の入口

激しい風が吹き、たくさんの雨が降る季節はリスも私たちも大忙しです。彼らは青いクルミを拾い、私たちはホップ（セイヨウカラハナソウ）を刈りとります。天井に干せば薄緑色の青い苞は美しく、窓越しの緩やかな風に揺れ、清々しい香りを漂わせます。

ここに住み始めた頃は、道端にもホップを見ることができました。春にはその新芽を摘んで、バター炒めやオムレツにします。ほろ苦い野の味は、忘れられないひと皿でした。秋になるとリースを作り、糸を染めれば色あいは琥珀、ビールのようです。このあたりも人が増え、野原が少なくなると、この草もいつしか消えました。

ある日、蔓のからまったままのあの懐かしいホップがどっさり届けられました。うちで買ってくださった苗から実ったものと伺って、喜びは二倍になりました。次の年にはその子供たちを分けてもらって、裏口の脇に植えました。長い時の旅をして帰ってきたこの草は、今、心地よい日除けにもなっています。

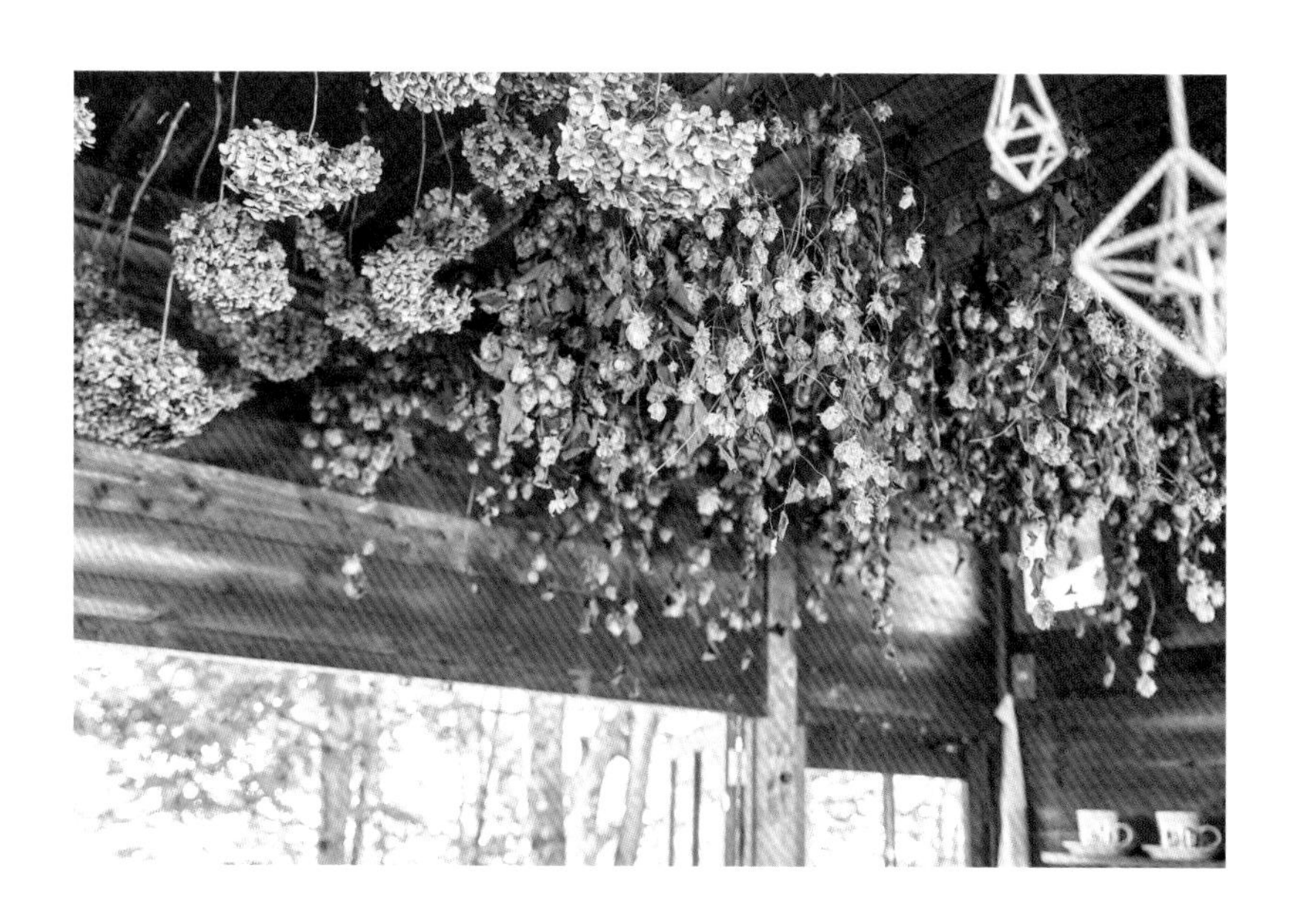

旅をした英国ケント州のパブの天井はホップで埋め尽くされ、麻袋に入った苞があちこちに置かれていました。もうすぐオクトーバーフェストが始まるドイツのミュンヘンの市場にも、採れたての青い束が至るところに飾ってありました。ビールをこよなく愛する人たちの、秋を祝う晴れやかで誇らしい気持ちが伝わります。

この夏は、長いおつきあいのナーセリーがショップの庭に出店しました。春先のものと違って、ほどよく育った苗もまた魅力的です。いつもの庭が、おとぎ話の森のようになりました。鉢を持ち帰るお客様はクマさんやウサギさんにしか見えません。ほんもののリスは、木から木へと大サービスでした。

この森から旅に出るハーブたちは、どんな時間を過ごすのでしょう。叶うことなら、その消息をほんの少しでも知りたいと思います。

心をほどいて明日のために

レモンバーム、マジョラム、たった一輪名残りのラベンダー。青いホップ、もう一度咲いた小さなカモミール。アリッサム、クローバー、ハーツイーズは野の天使たち。両手で丸くくるんで、さあ深く息を吸いましょう。切ないほどに優しい香りがあなたを包みます。いつの間にか深くぐっすりと眠れば、明け方に見る夢は幸せの草の中。

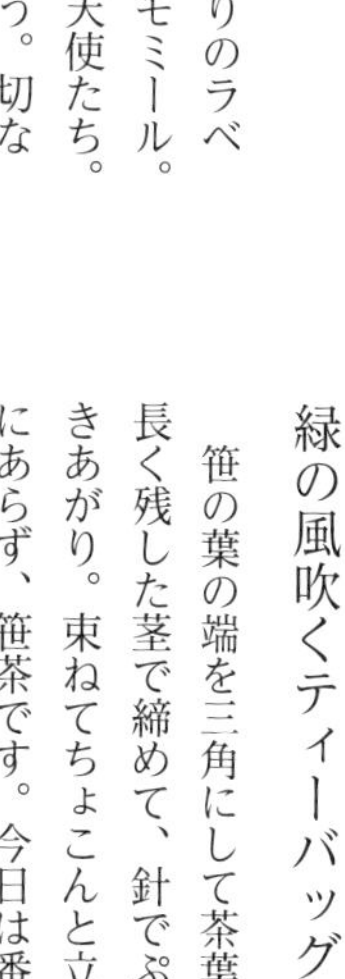

緑の風吹くティーバッグ

笹の葉の端を三角にして茶葉を入れ、くるくる折って長く残した茎で締めて、針でぷつぷつと穴をあければできあがり。束ねてちょこんと立てると愛らしい。笹団子にあらず、笹茶です。今日は番茶と緑茶の二通り。どちらも煎った玄米入り。乾けば笹の香りが増してまた美味しい。全ては土へと還ります。

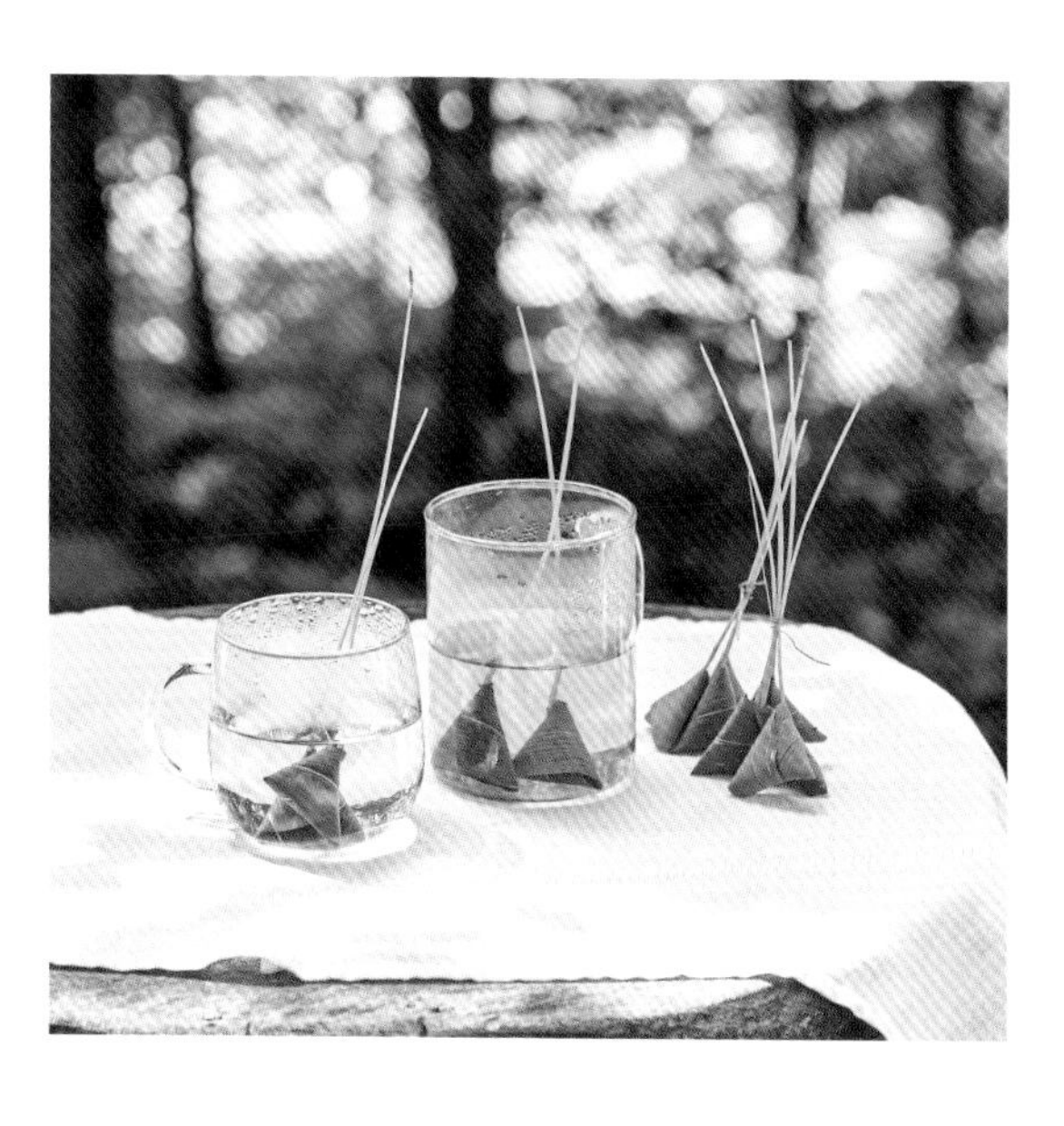

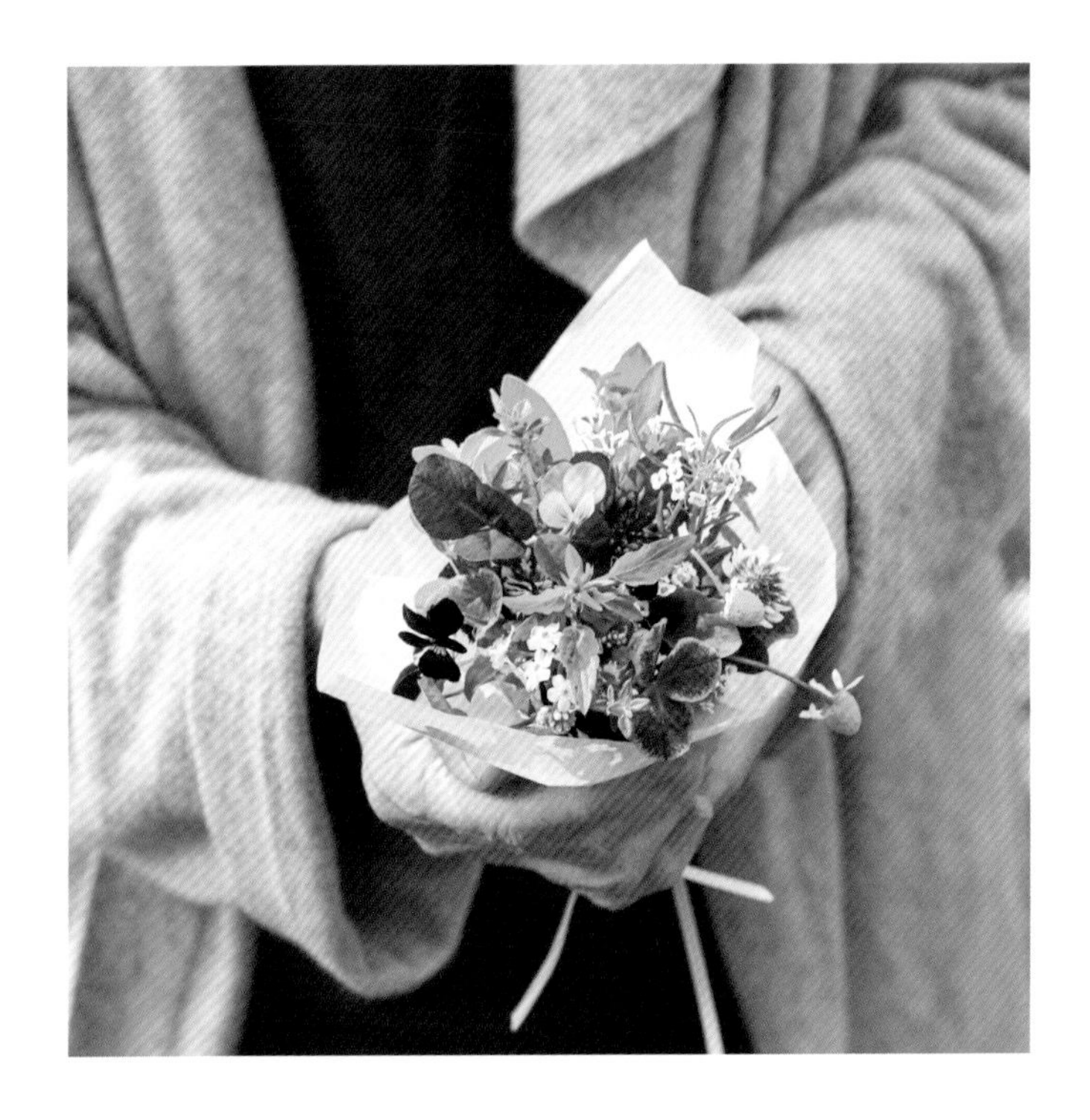

香りの花束　手にのるほどの幸せを

とても嬉しいことがあった人、お誕生日を迎えた人、この世に生を受けたばかりの天使。悲しみでいっぱいの人、心が折れそうな人、病いの中にある人。私はそれぞれの人に、静かに花束を手渡してきました。物言わぬ植物たちの秘やかな言葉が聞こえたのでしょうか、その方たちの表情が緩むのを見ました。ふーっと息をつくことも、仄かな笑みが浮かぶことも知りました。不思議なことにその花束が小さいほど、どの方も心の振り子はより繊細に揺れるように思いました。私の花束は、年ごとに小さくなりました。

花束を作る時は、氷水を入れたグラスを持って庭をひと巡りします。その時に目が合った緑を、彼らが気づかないほどの早業で鋏（はさみ）を入れて水に浸せば、水揚げの時間もいらないし、とびきり瑞々しいままですぐに束ねられるので、特別に気負う必要もありません。

こうして集めた草花を、片手を丸くして花瓶に見立てた輪の中に一本ずつ入れて、小さな花園にまとめます。色を混ぜすぎないよう、柔らかな優しい香りになるよう心掛けます。水を含ませたコットンを小さなビニール袋に入れ、輪ゴムでとめて養生し、グラシン紙でくるりと包んで、慎ましやかな麻紐でさっと縛ればできあがりです。今日、私が庭で見つけたのはクローバーにサンショクスミレ、ワスレナグサとアリッサム、名残りのカモミール。レモンタイムとペパーミントの葉です。甘くて爽やかな、そよ風のような香りになりました。

春浅い頃は、落ち葉の下からキクザキイチゲの青い花、レモンバームの緑の葉を。冬になれば子犬のように雪を掘って、赤紫色のコモンタイムの葉を見つけます。庭がなくても、野原や道端、公園の一隅でも、ご自分のベランダや窓辺のひと鉢にも、どんな季節でも、どんな場所でも、きっとあなたと目の合う緑に出会うことでしょう。

手渡すことのない花束もあります。もう会うことの叶わない人には届けるすべがありませんが、作る意味は充分にあると思うのです。その方たちの心の動きも表情も、私にはもう見ることはないけれど、手の中に包みこまれるほどの小さな花束なら、その手触りと香りが記憶の中のその人と私自身の心も抱きしめてくれるような気がします。私の心も小さく揺れて、悲しい想いは溶けてゆき、頬笑みが戻ってきたら、小さな花束の輪はゆっくりと廻るでしょう。

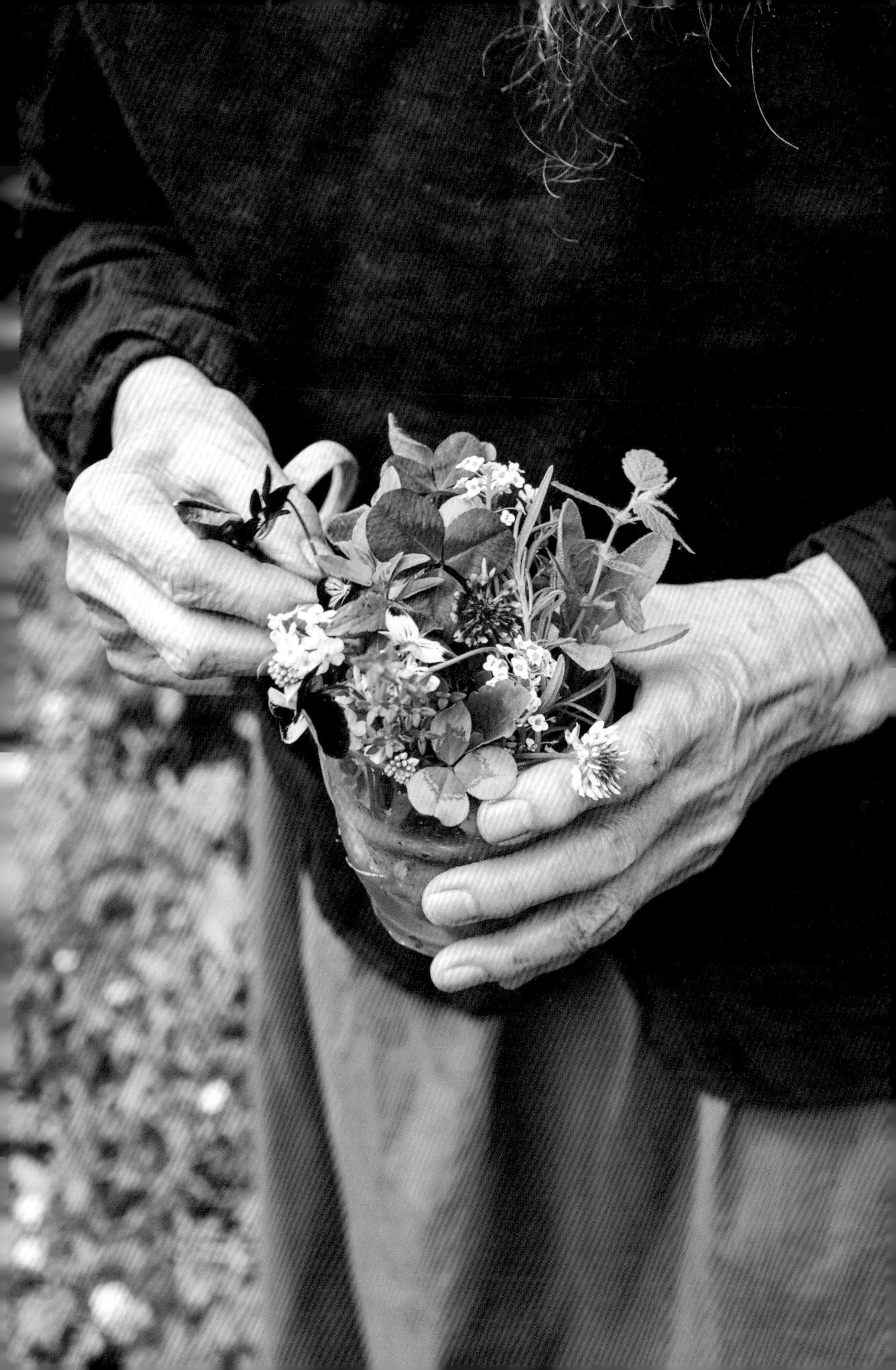

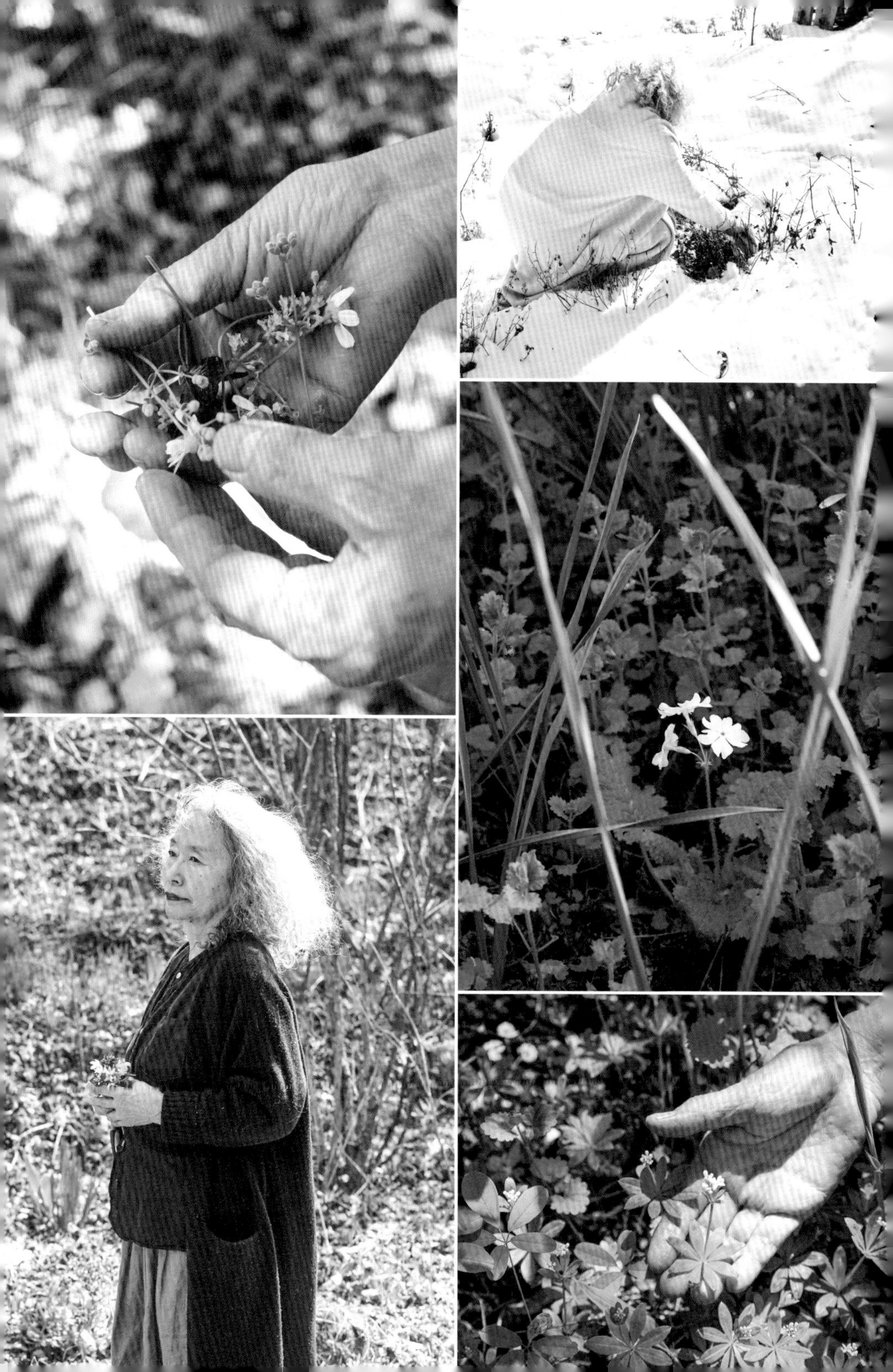

りんごの木の物語

　そのバーは、大学の塀が続く青山の裏通りにありました。両隣は映像のプロダクションと蔦のからまる趣のあるレストラン、三角形の小さなビルの２階でしたから、10人も入ればいっぱいになりました。プラタナスの木が間近に見える窓があって、夏は緑の葉が繁り、秋は色づき、月の光も感じられる場所でした。シャンソン歌手の姉と会社勤めが続かない弟、そのパートナーの若い私が始めた店です。私は志ばかりが先に立つ未熟なバーテンダーでもありました。

　扉を開けると、バックバーに飾られた大きな絵が目に入ります。緑の草原にたった一本で立つ、赤い実をつけたりんごの木です。レコードから流れる音楽と手頃で上等なお酒、16㎜の映写機からは海外のコマーシャルフィルムが映し出され、シャンソンの弾き語りもありました。りんごの木の下で、それぞれの人生のひとときが出会う時間でした。

　忘れえぬ常連がいました。ひとりは寡黙な若者でウイスキーはいつもストレート、おしゃれで繊細で暗い瞳をした端正な彼を、私はアルチュー

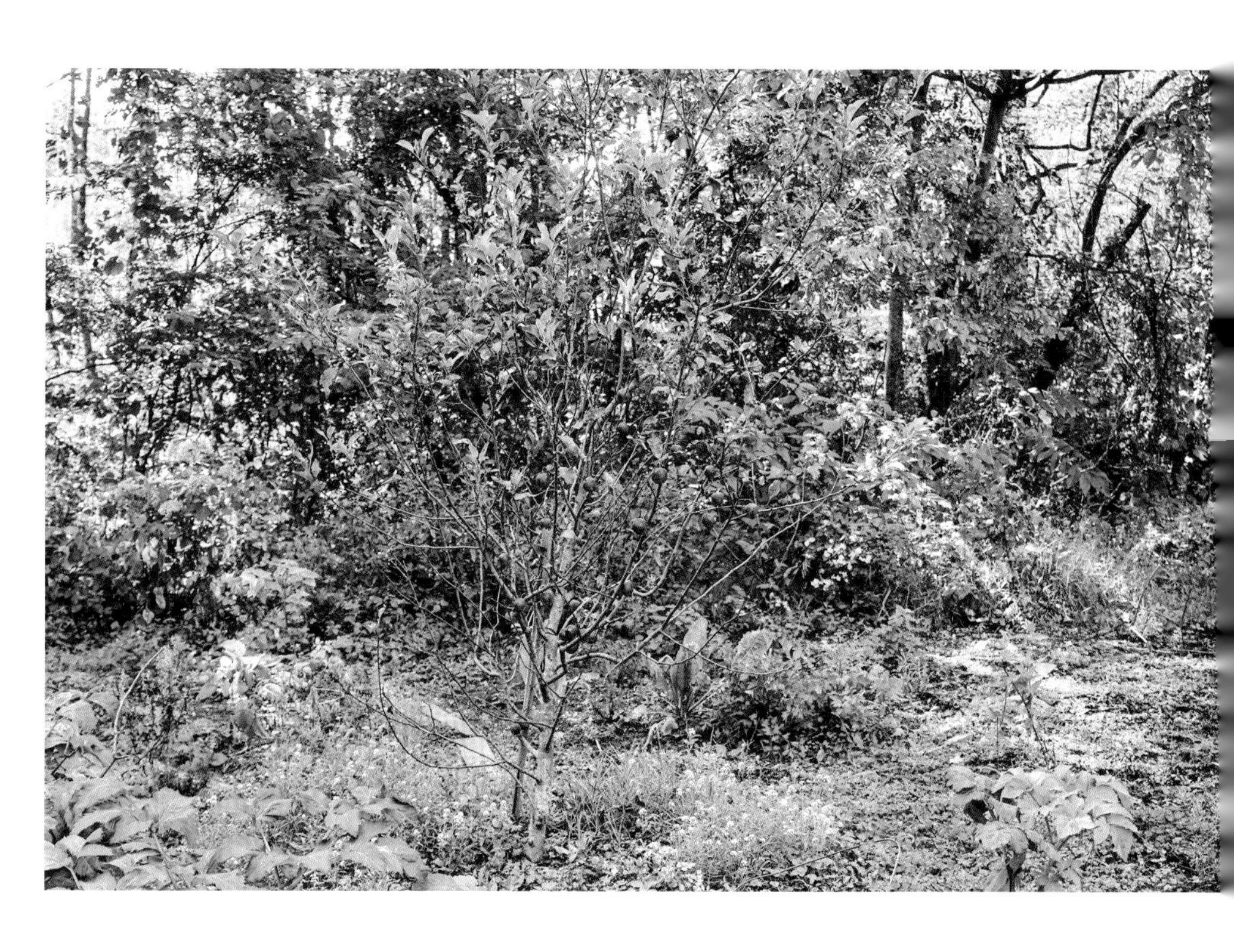

ル・ランボーに重ねていました。たくさんの仕事をし、山ほどのお酒を飲んで、インドの旅の途中で逝ってしまったと知ったのは、ずっと後のことでした。

もうひとりは茶色の大きな猫でした。誰かが扉を開けるとするりと入り、定席に着きます。眉間に傷があるので「ハタモトさん」と呼ばれ、愛されました。店を閉じるまで通ってくれましたが、その後の消息は不明です。

煙草の煙、映写機の放つ光、音楽、人の声、りんごの木。集う人は一夜の青春を味わっていたのでしょう。今思えばまぎれもない私の「青春のパリ」でもありました。庭のりんごの木になった小さな実をブランデーに浸けて寒い日に味わえば、若い私もハタモトさんもあのアルチュールも、また現れる気がします。

日溜まりの中で空気を束ねて

花はノコンギク、イヌタデ、ヘリオトロープ。葉はセージ、ビーツ、クローバー。実は戴きもののムラサキシキブ、アロニア。シンプルな香りは仄かに甘く清々しく、透きとおった空気のよう。リスたちには青いクルミとどんぐりを。この花束は今日のあなたに。霜の降りるまでもう少し。庭を巡って束ねます。

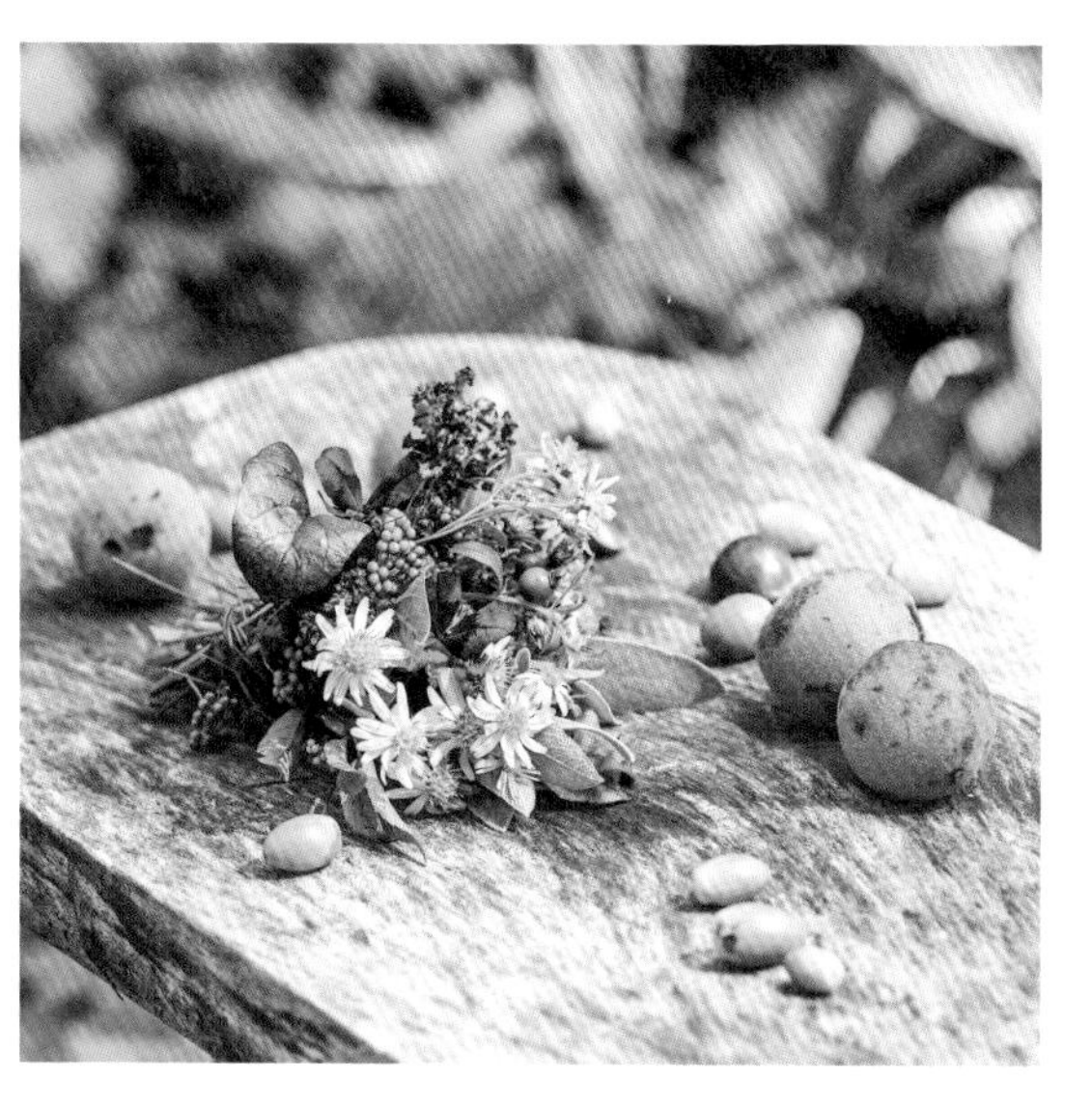

食べすぎ注意のジャガイモ料理

坂を上ればジャガイモ畑が広がって、戴くお芋は袋にいっぱい。冬ごもりの準備は着々と進みます。大きなものは二つ割り。粉ふき芋を作って、小さなものは皮ごと素揚げ。どちらもあつあつにバターをのせて。メープルシロップ、醤油を加え、さっくりと混ぜあわせて、つまみ食いをしながら味を調える。私は少し甘めが好き。

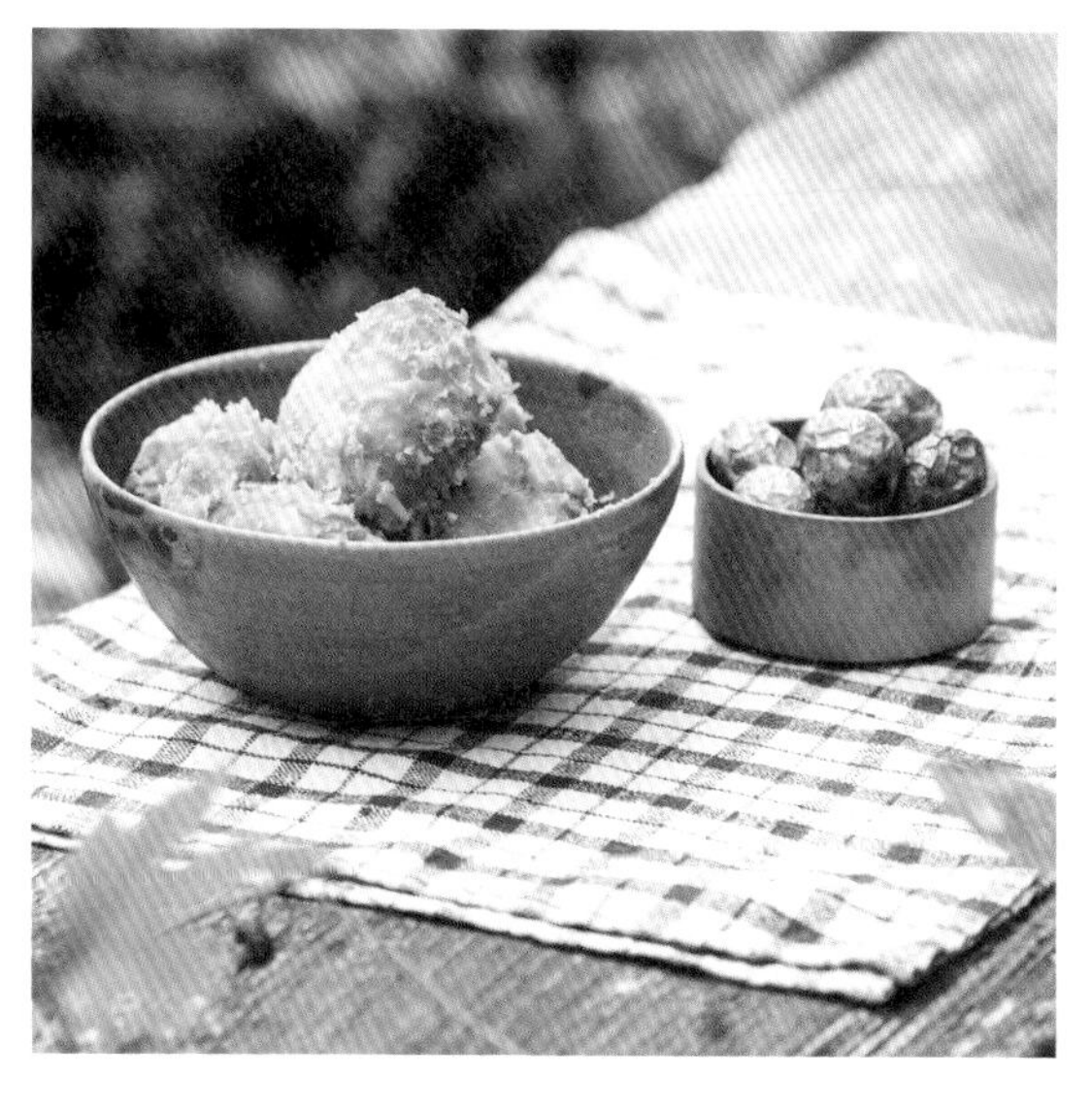

時の咲かせる花

色とりどりの木の葉が舞う日でした。「お客様です」と連絡があって、急いでショップに向かいました。入口にはグレーのコート、白髪に紺のベレー帽、赤いマフラーの素敵なご婦人がいらっしゃいました。私を見るとくしゃくしゃと泣き顔になって、見る間に笑顔になりました。スタッフだったAちゃんのお母様でした。続いてAちゃんたち四人姉妹が賑やかに現れました。嬉しいサプライズです。

お母様は、畑で作業中に倒れたおつれあいの介護をしながら農業を続け、アルバイトもする働きものです。お味噌やお醤油もご自分で作ります。抹茶を楽しみ、手紙は筆に巻き紙です。Aちゃん曰く「障子紙ですが」。楽しくて少々大雑把な彼女が大好きです。随分、お目に掛かっていませんでしたが、お互いの無事と健康を確かめてほっとしました。

今日はとてもおしゃれですねと言うと、娘たちがあれこれとうるさいのと嬉しそうです。この後、40年前にお父様が写した家族写真と同じ構図で撮るために、峠の牧場に行くのだそうです。わいわいとピクニック

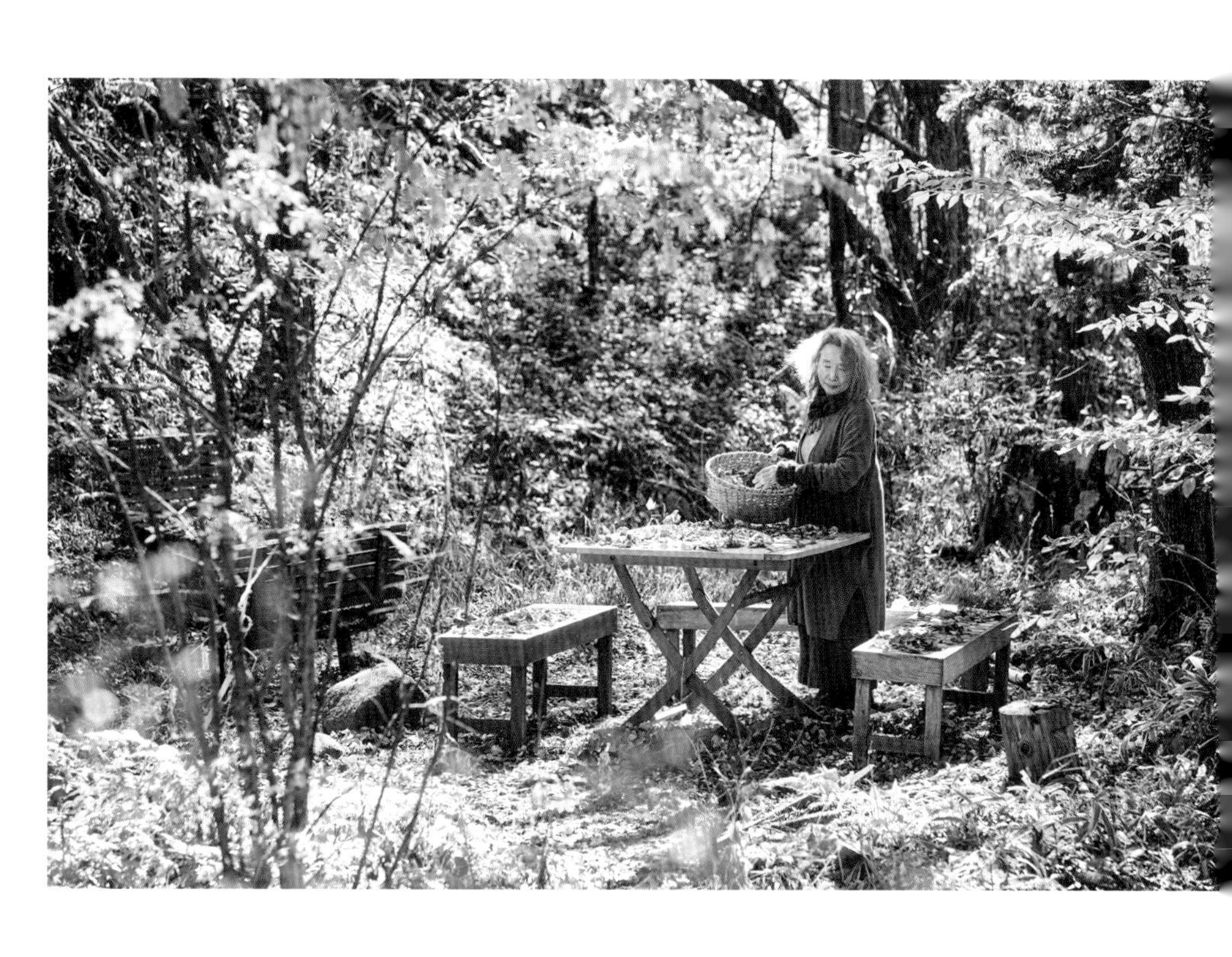

に出掛けるように楽しげな親子を見送りました。

　数日後、新鮮な野菜に手作りのジャム、お母様のお醤油をかごいっぱいに入れて、Ａちゃんがやってきました。Ａちゃんはジャム作りのプロ。いつも控えめな人だけど、ぶどうのジャムは美しくつるりと甘い。そして、お母様のお醤油は相変わらず美味しい。

　この間撮った写真を見せてもらうと、額縁に入ったお父様が家族の華やかな笑顔の中心に収まっていました。長くショップを続けていると、心に灯が点るような、積もった落葉から芽吹くような物語に出会います。この日は、心地よい晴れの日を何日分も一度に戴いた気がしました。どうぞ、ふらりといらしたら、時にはご自分の物語もお聞かせください。小さな一輪の花が見つかるかもしれません。

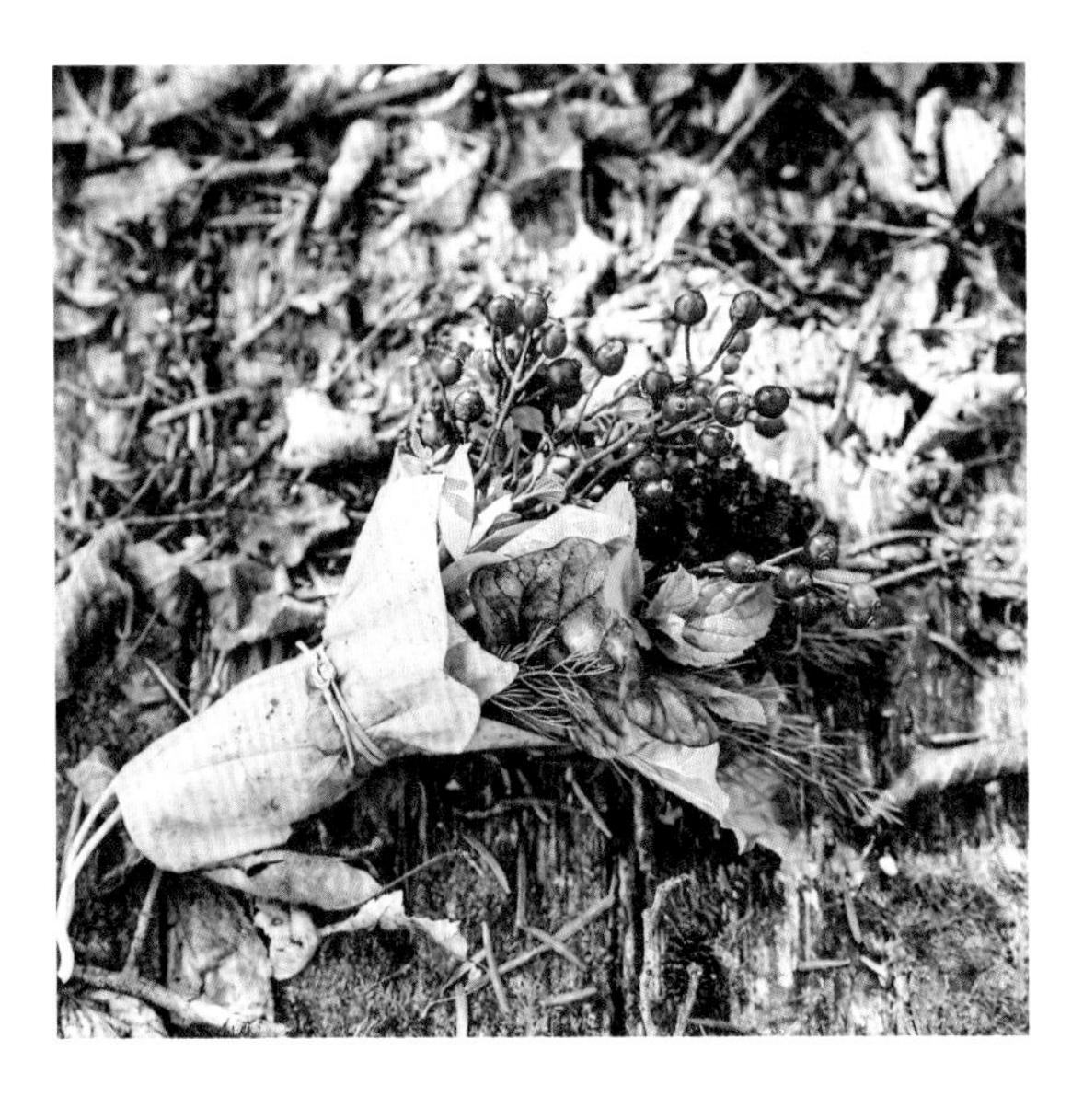

霜にもめげぬ元気な草束を

庭を、小道を巡れば、まだまだ片手いっぱいの緑が摘める。棘をとった野イバラの実。葉はケール、ビーツ、フェンネル、タイム、ペパーミント。なかなか名前の覚えられないイタリア野菜のプンタレッラ。色づいたダンコウバイの葉で包み、草だんごの紐で束ねて。タフなミントとタイムにフェンネルが、元気を出せと香ります。

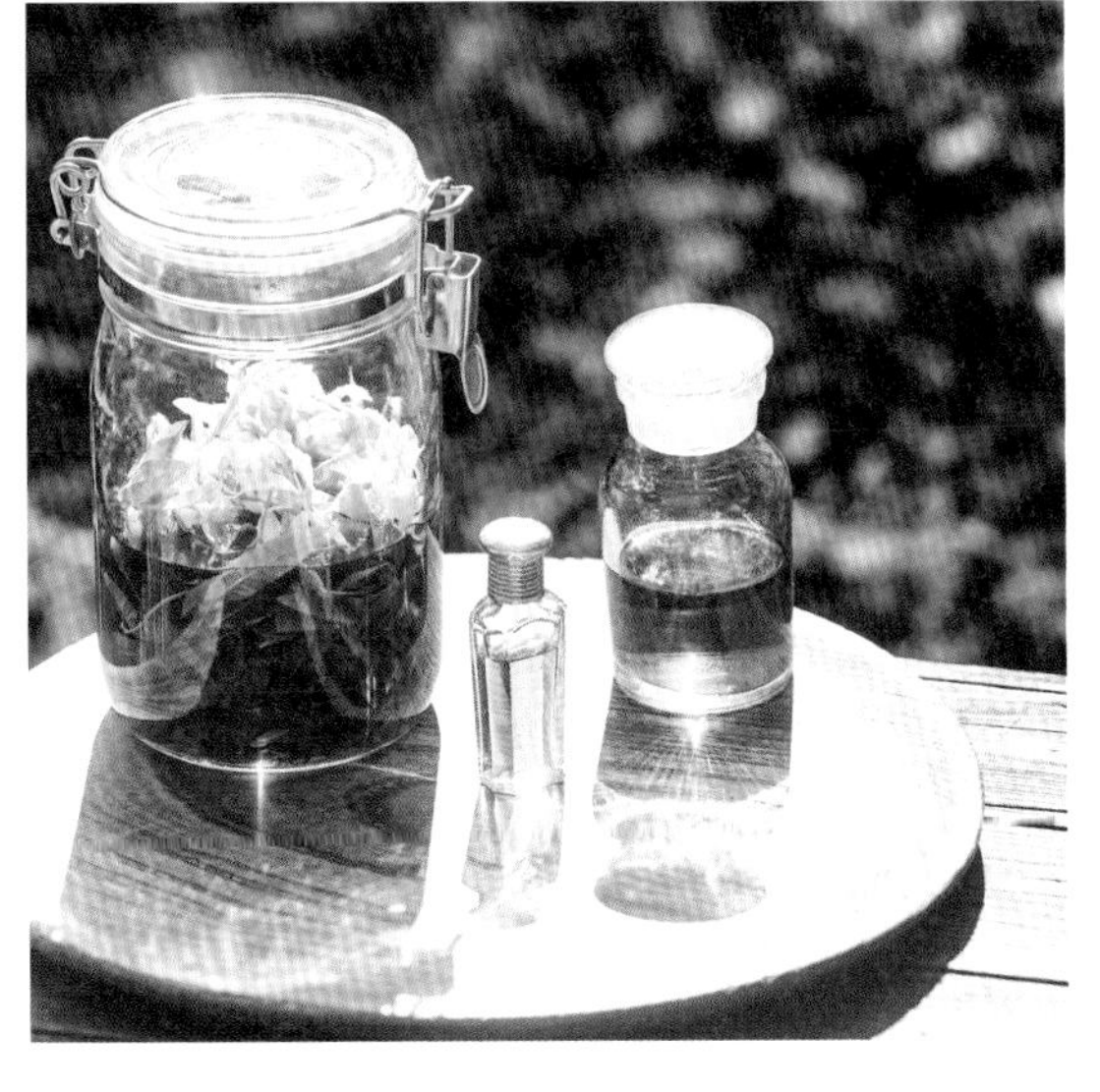

光を集めた緑の香水

夏の光を閉じこめた甘く青い香りは、戴きものの古い香水瓶がよく似合います。凍る前に摘んだレモンバーベナとローズゼラニウムの葉を無水エタノールに漬けます。しばらくすると色がすっかり抜けて、液体は美しい緑色になりました。お好みの精油やバニラビーンズのチンキを1滴垂らせば、あなたを幸せにする香水が生まれます。

しなやかに、まっすぐに

　窓からの日差しが部屋の奥まで入るようになりました。午後になるとプリズムから無数の小さな虹が生まれます。レッスンはひと区切りなので、机の位置を変えて日溜まりの読書コーナーを作りました。書棚から古いハーブの本を取り出してページを開けば、あの頃知りあったばかりの植物たちが顔を出します。この草もあの花も今は仲よしになったなあと想いを巡らすうちに、気がつけば彼女のことを考えていました。京子さん、私より十歳年上です。風の運ぶ便りのように、ゆっくりと訃報が届いたからです。

　京子さんは短髪の、ちょっとホビット風の小さな人で、服装は色合いも素材も渋め。心の扉は全開でなく、三分の一ほどをそろそろと開き、無口で少々頑固な人でした。着るものはほぼ手作りで、シャツやセーターをほどいて再生したもの。そこには彼女独特の粋が織り込まれていました。その手がすいすいと愛らしいものを生み出すのは、見ていて楽しいものです。彼女の仕事はハーブで染めた毛糸でショップのために色々なもの

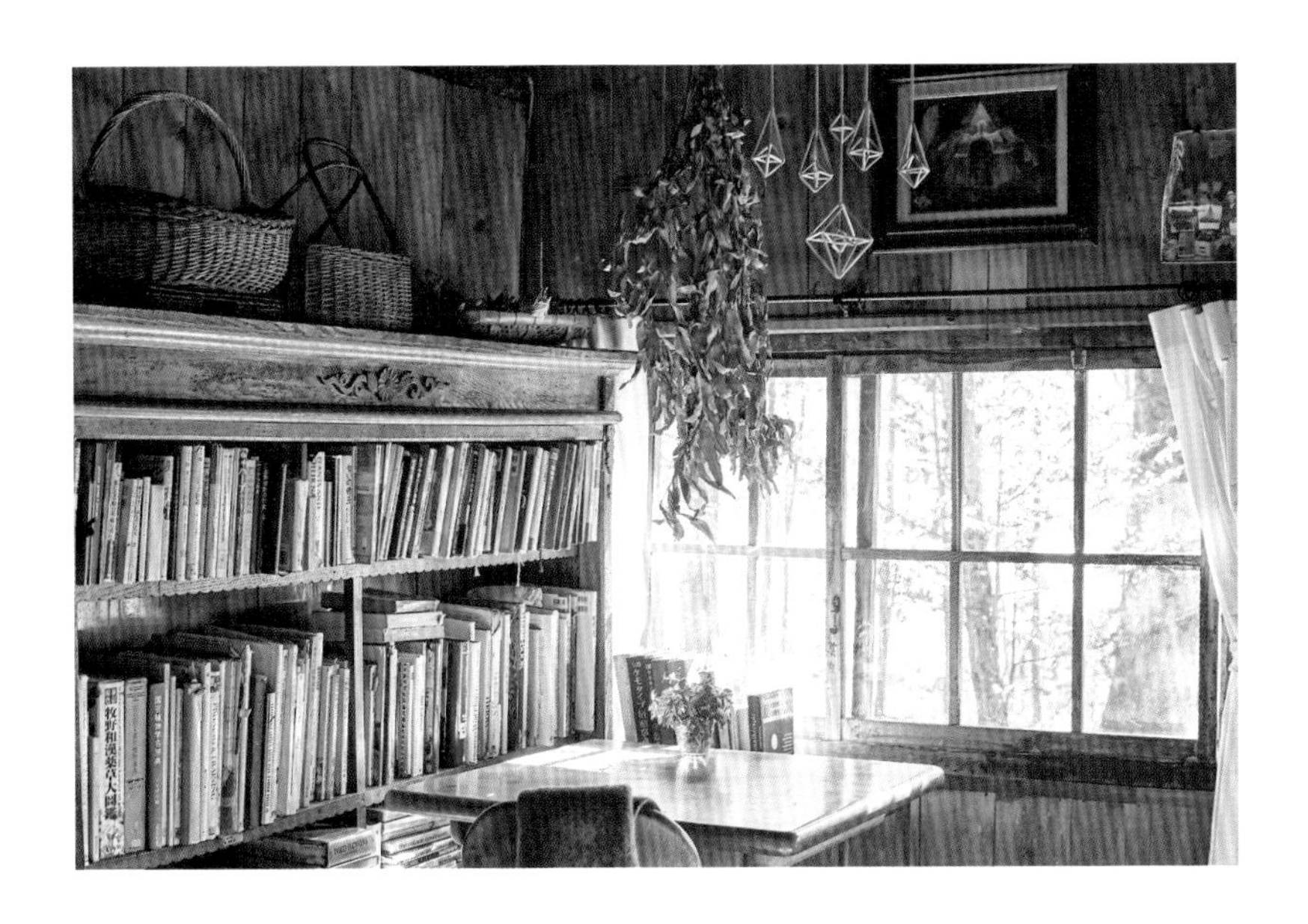
牧野和漢薬草大図鑑

を編むことでした。中でも「箒に乗った小さな魔女」は色合い風合いが絶妙な上、天井で飛ぶ姿は美しくユーモラスで人気もありました。人生に一度だけの個展は私の店で催しました。機を織り糸を編み布を縫う丁寧で美しい手仕事を、いらした方々にご覧いただくことができました。

彼女の貫いた美学は、生涯をかけて日常の中で淡々と積みあげられてきたものでした。苦労をたくさんして、晩年は目や耳が不自由になっても、心安らぐ手仕事を少しずつ続けていたと聞きました。作家になりたかった訳でもなく、多くの人に知られることもなかったけれど、縁あった人には、まっとうに生きた女性の温かさと強さを教えてくれました。そう？と言ってニッと笑う顔が浮かびます。

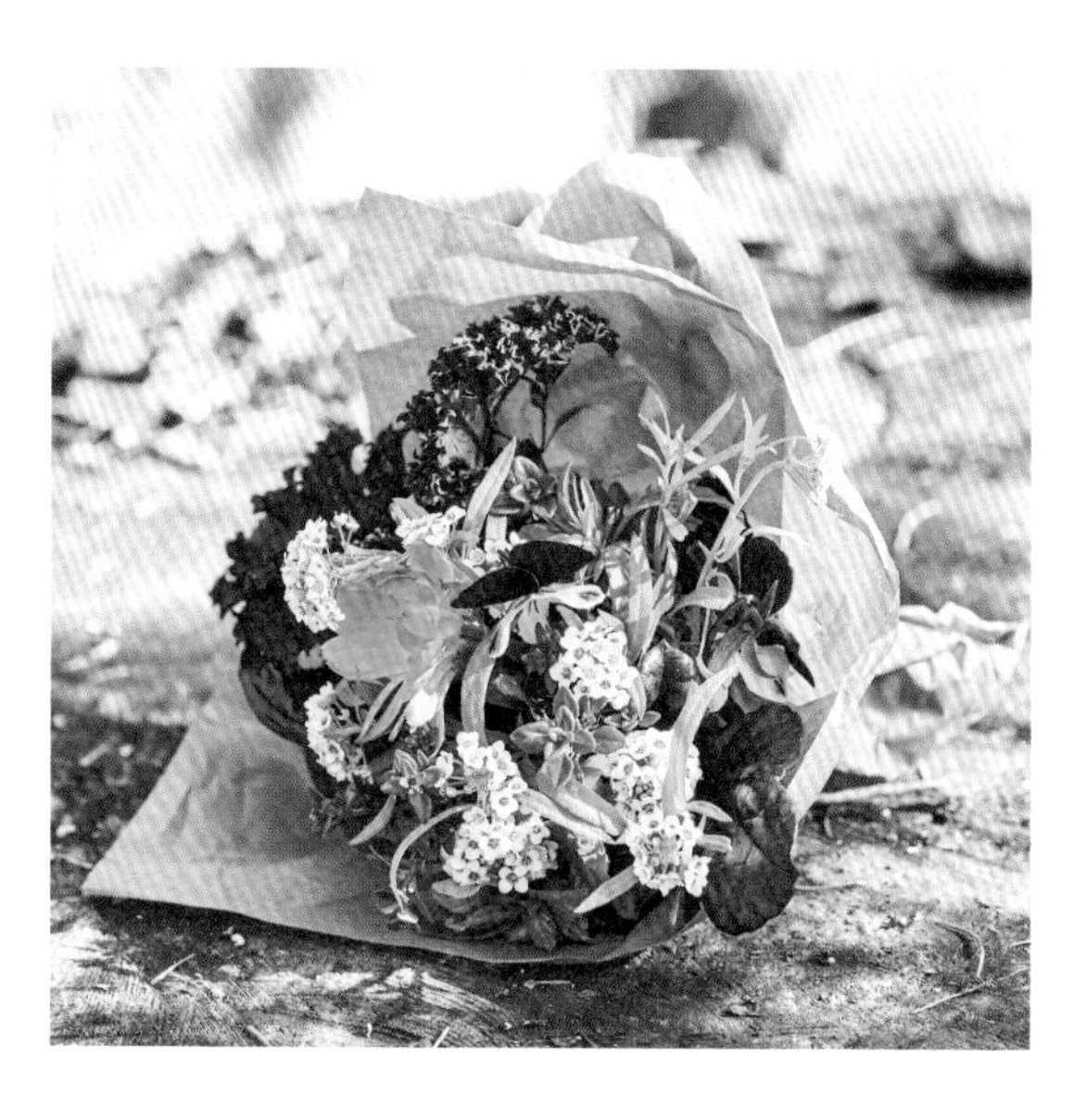

タフで強くて美しい

朝の庭は真っ白に凍ります。お日様が高く昇ると溶けてしまう緑の中で、息を吹きかえす草や花がいます。この強者たちを束ねました。葉はコモンタイム、レモンタイム、ビーツ、ケール。花はポットマリーゴールド、アリッサム、ハーツイーズ。仄かな甘い蜜の香りがします。野の小さな「チャーリーズ・エンジェル」たち。

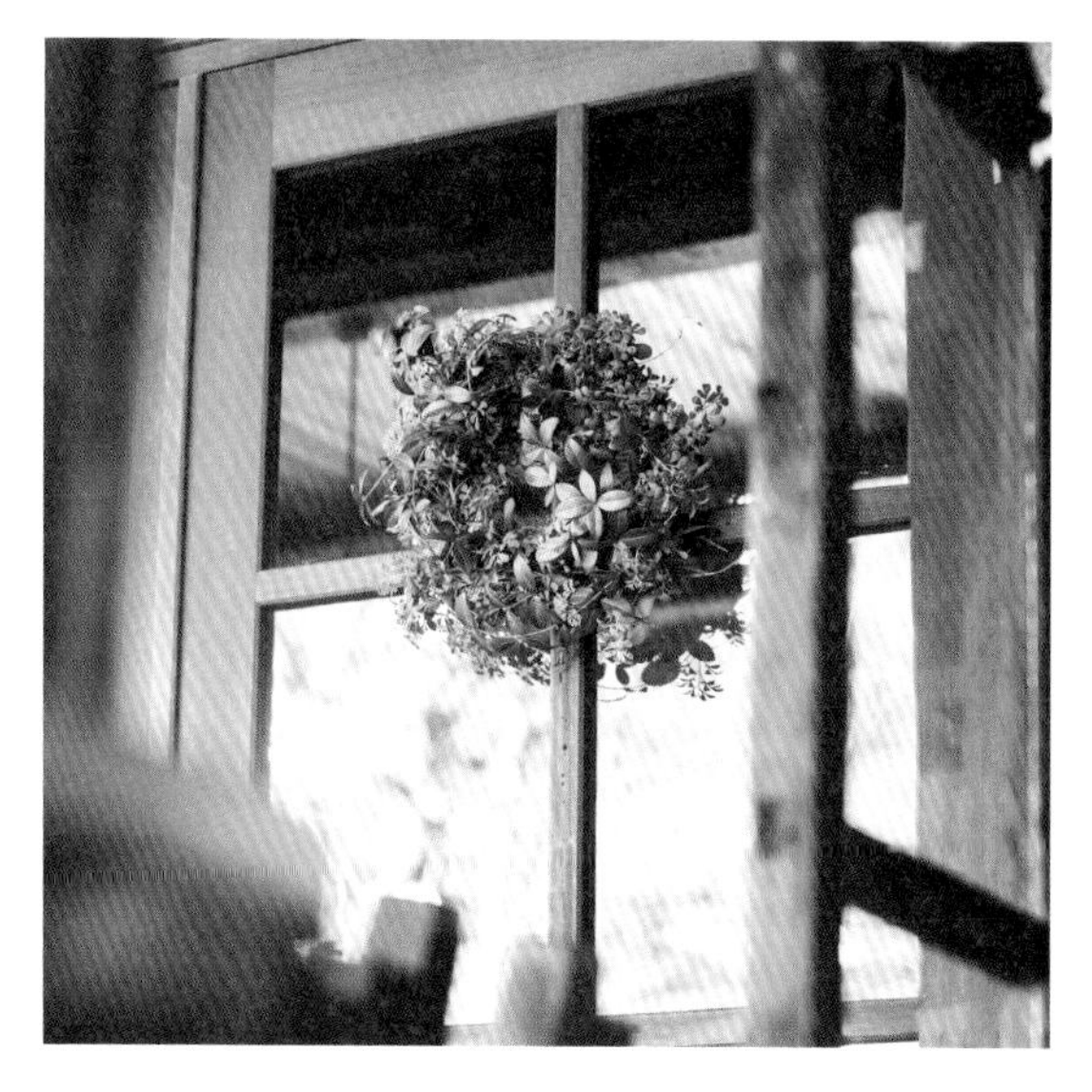

エバーグリーンの輪を

私の作るリースは紐も針金も使わない。曲がってねと願いながら、温かな手でゆっくりとたわめる。もとに戻ろうとする力が輪を留める。芯は長めのアップルミント数本。青緑色のルーを差しこみ、つやつやの葉のペリウィンクルをからめて。あなたのために冬の庭から緑を探して、終わりのない「永遠」の輪を作ります。

風に乗って、またいつか

　空気はまだ冷たくて、春は遠くです。凍った道を用心しながら歩いて行くと、庭のラベンダーの花が立ち枯れているのが見えました。指先で潰すと、懐かしい香りです。「枯れてもいい匂いよ」と言った人を思い出しました。ハーブ研究家のレスリー・ブレムネスです。三十年ほど前に蓼科で出会い、明るくおおらかな人柄に惹かれて、その秋には英国サフォーク州の彼女のもとを訪ねました。

　ロンドンに着いてから連絡を入れたのに、快く最寄りの駅まで迎えに来てくれました。靴下は左右違うし、パンの袋やらバッグやらを後ろに投げて助手席を空けます。道中で道を間違えて困ったり、あまりの普段着ぶりに嬉しくなりました。

　彼女の家は茅葺き屋根の築四百年。台所は趣はあるけれどごちゃごちゃで、洗濯物は隣の部屋に押しこまれていました。忙しいレスリーの心尽くしの夕食は、庭で採れた緑色のクルジェットにチーズをのせたオーブン焼き。ポットマリーゴールドの花が散らしてあります。友人の作った

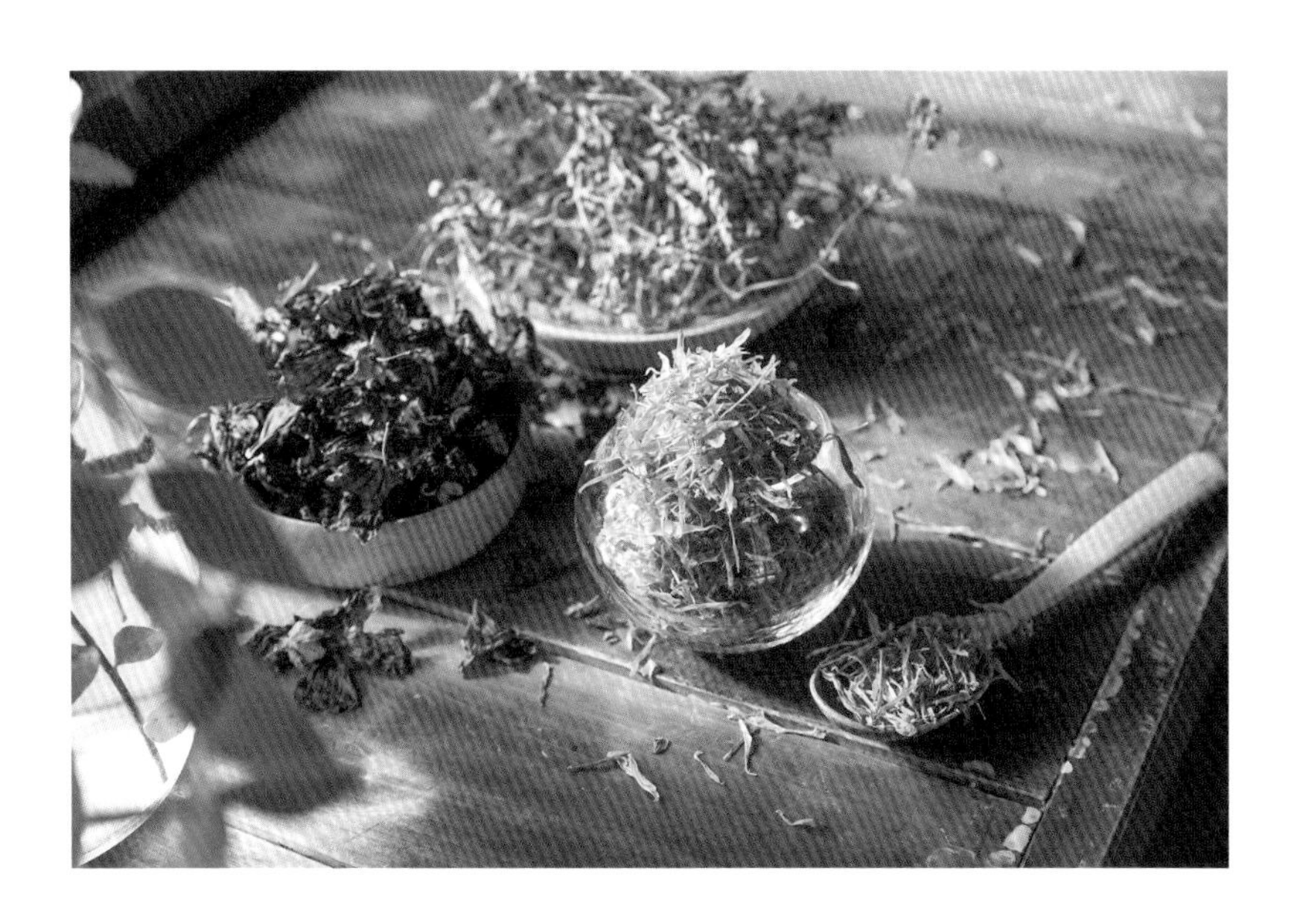

ミートパイと、帰宅したパートナーが茹でたパスタも並びました。

それから三日間、田舎の道に迷いながらレンタカーでレスリーの家に通いました。何かを教えてもらうでもなく、ハーブガーデンや近くの野や森を歩くだけでよかったのです。

別れの日、彼女は私を「ブレイブ・ウーマン」と呼びました。たくましく、何ものにも囚われない大人、と言われたような感じです。それはそのまま、庭を作って本を書いて、四人の男の子を育て、世界を旅して長野の民宿に泊まり、突然の訪問を笑顔で迎えてくれるレスリー自身のことだと思いました。車を返した私を駅まで送って、列車が見えなくなるまで手を振ってくれました。彼女とのやりとりはその時だけ。さばさばとお互いに連絡なし。それがまた気に入っています。

勇気を真ん中に

寒風に揺れながらすっと立つ草はタイム。花言葉は勇気。歴代スタッフの門出にもそのひと枝を贈った。周りを囲むのは、緑色のオリーブとつややかな椿の葉。日溜まりの部屋で守られたレモンバーベナ、マートル、レモンマートル、マスティックタイム。きりりと少し甘く、手のひらで香る。今、勇気を必要とする人へ。

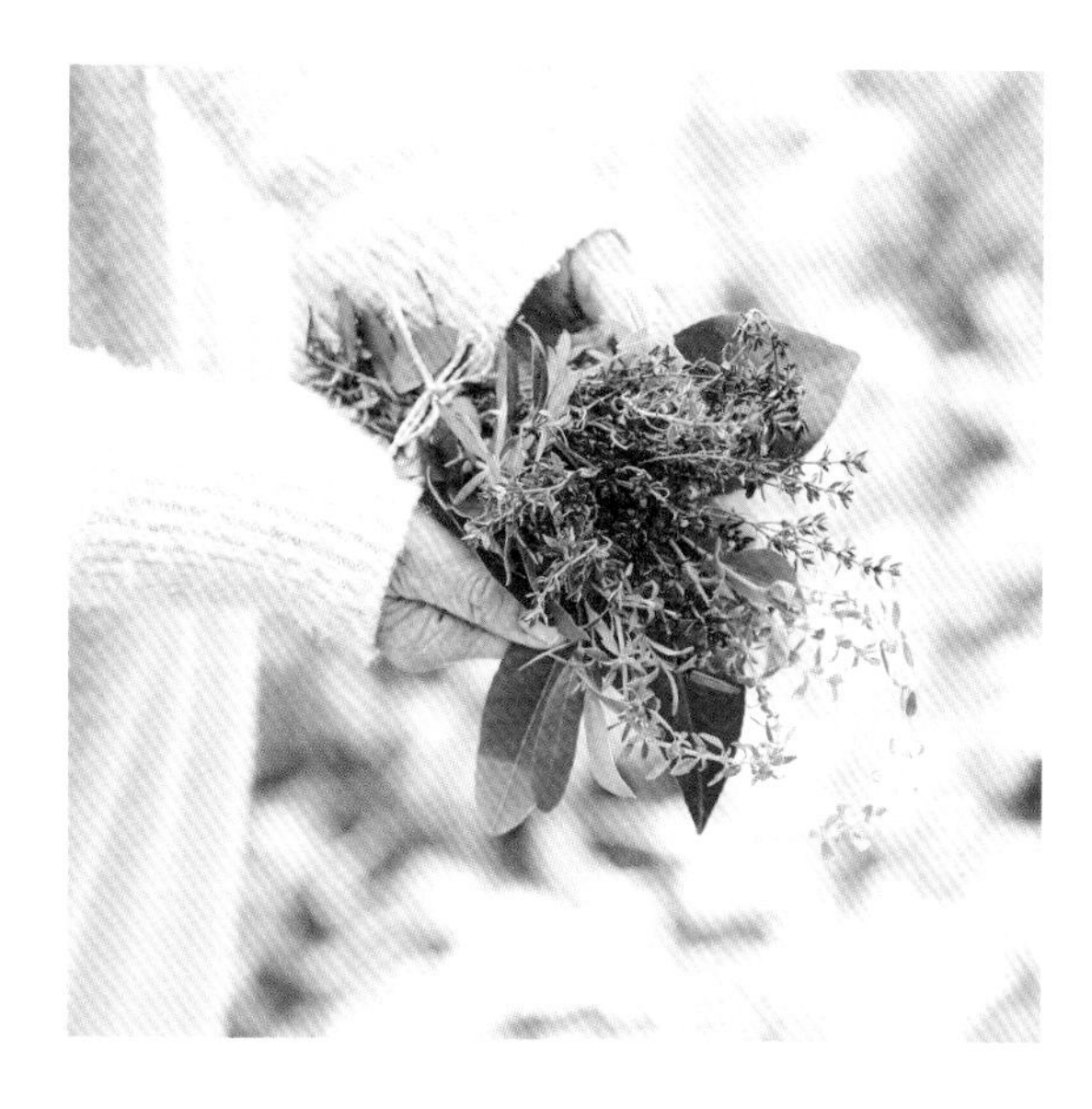

お日様ライスと蕎麦の実ボール

橙色のポットマリーゴールド（キンセンカ）の花びらをお米と炊き込む。この花は貧しい人のサフラン、マリア様の黄金。今日はニンジンも入れて、ビタミンをプラス。バター、オリーブオイル、塩、全て少々。お供け暮れに戴いた蕎麦の実をお米と炊いて、片栗粉を混ぜて丸めて米油でカリッと揚げたもの。塩を振ったらあつあつをどうぞ。

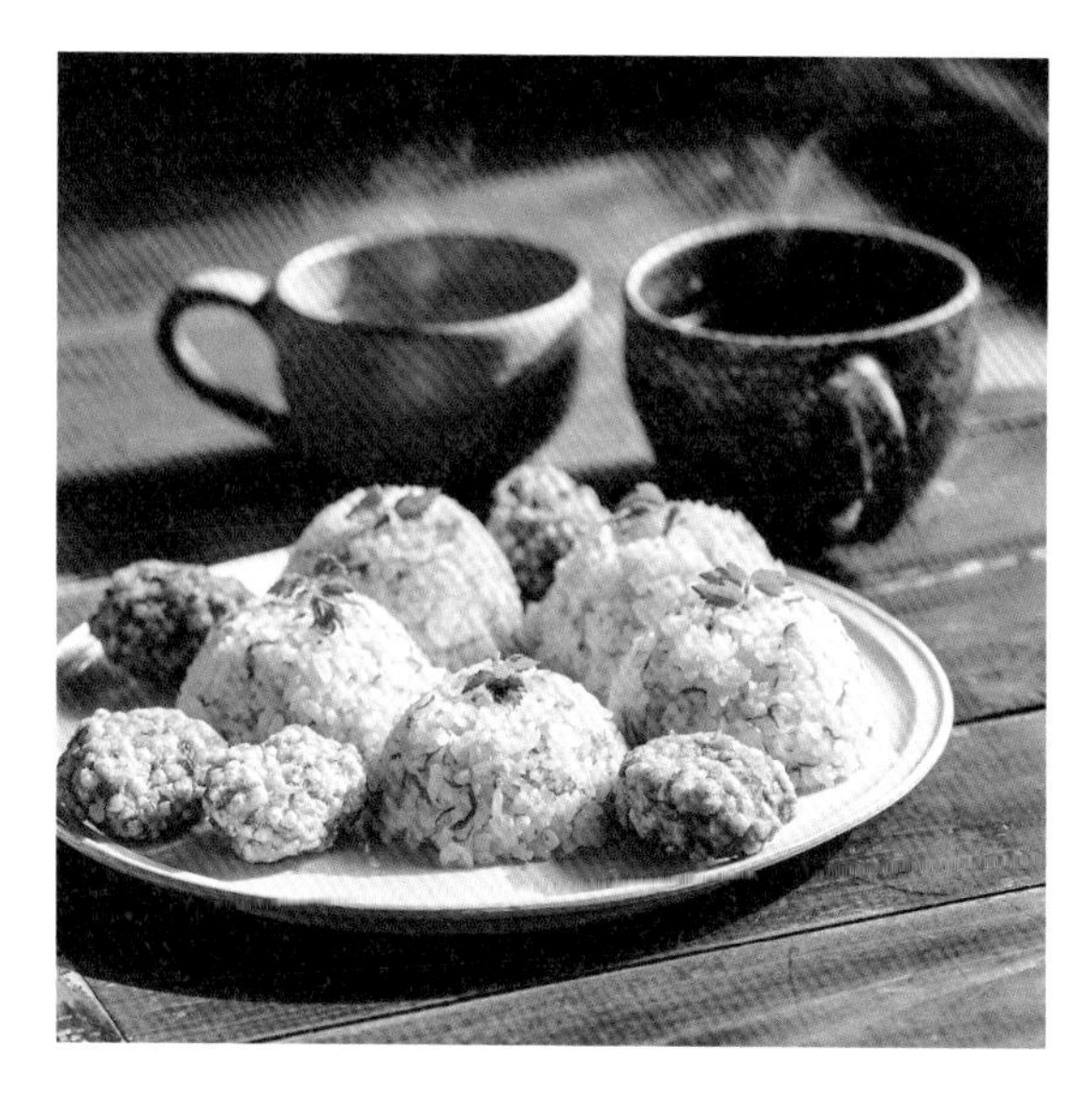

まあ、いいじゃない

スノードロップが仲間を増やしました。まだまだ寒いけれど、ゆっくりと春の足音が聞こえます。ショップの庭の周りには、三匹のリスが住んでいます。そのうちの二匹は区別がつきにくいので、その日最初に見たのは全部「アリス」、次に現れたのは「モリス」と決めました。小さなリスは「イリス」です。まだ雪の残る庭で、子供たちが林を見上げています。リスを見つけたようでした。きっと「アリス」です。これから、木々を渡る軽業も小川で水を飲む姿も見せてくれるでしょう。

夕方、自宅の庭で動くものがありました。大小数えたら十数頭の鹿でした。落葉の下に鼻をつけて、一心に何かもぐもぐと食べています。薄暗くなって、白いお尻が目立つのが愛らしい。私は窓辺で気配を消して、ただ見とれました。うちの猫に知らせようと二階に上がったら彼はぐーぐーと眠っていて、まるで気がつきません。もったいない。

幸い、ショップの庭は鹿たちの食堂になったことはありません。チクチク痛いイラクサがあるからなのか、複雑な香りが漂っているからなの

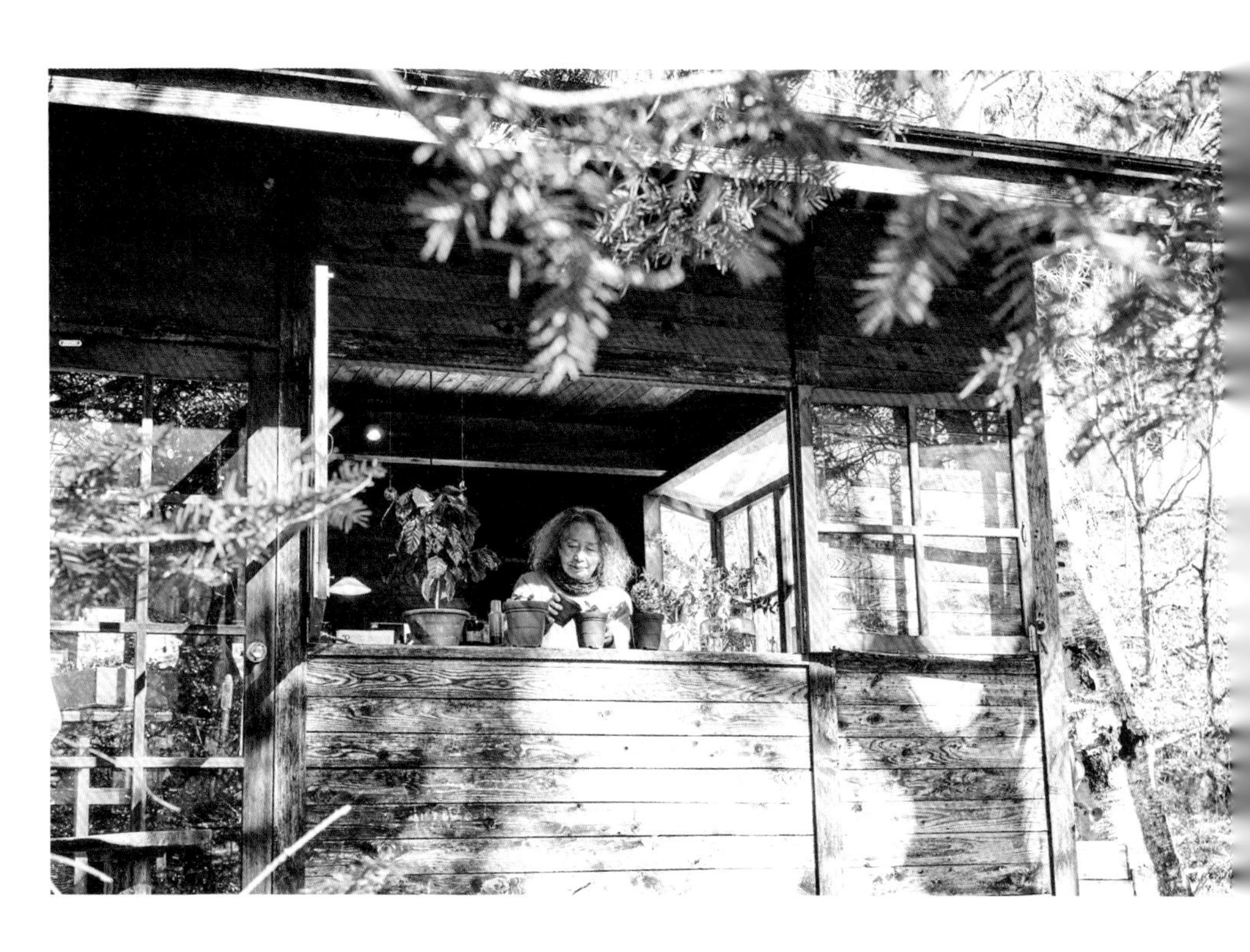

か、狭いので団体向けではないからなのかはわかりません。お陰で季節の花や緑に恵まれています。

整理整頓が苦手な私は、いつも何かを捜しています。眼鏡、読みかけの本、大事にしすぎたメモ……。つれあいには「あなたの人生の三分の一は捜しものの時間」と言われましたが、目の前のささやかで美しく大切なものを見つけると、気を取られてしまうのです。その結果、セーターは裏返しで鍋はよく焦がしますが、この慣らいはなかなか変わらないものです。でも、冷蔵庫の隅でしわしわと悲しくなっているキャベツでとびきりのコールスローも作れるし、誰よりも早く隠れた春を探すのも得意ですから、これでいいかなと思っています。

夢のようなひとときを

花の名はラナンキュラス。冬の間、近くのガラスハウスで育てられ、不揃いのものは安価で直売所に並ぶ。今日は甘い色を集めて、厳しい季節を戸外で過ごしたラベンダー、タイム、ヒソップの葉を忍ばせ、ラムズイヤーを周りに。清々しい静かな香りが仄かに立つ。

いつもより少し疲れたあなたに、夢を見るちからを。

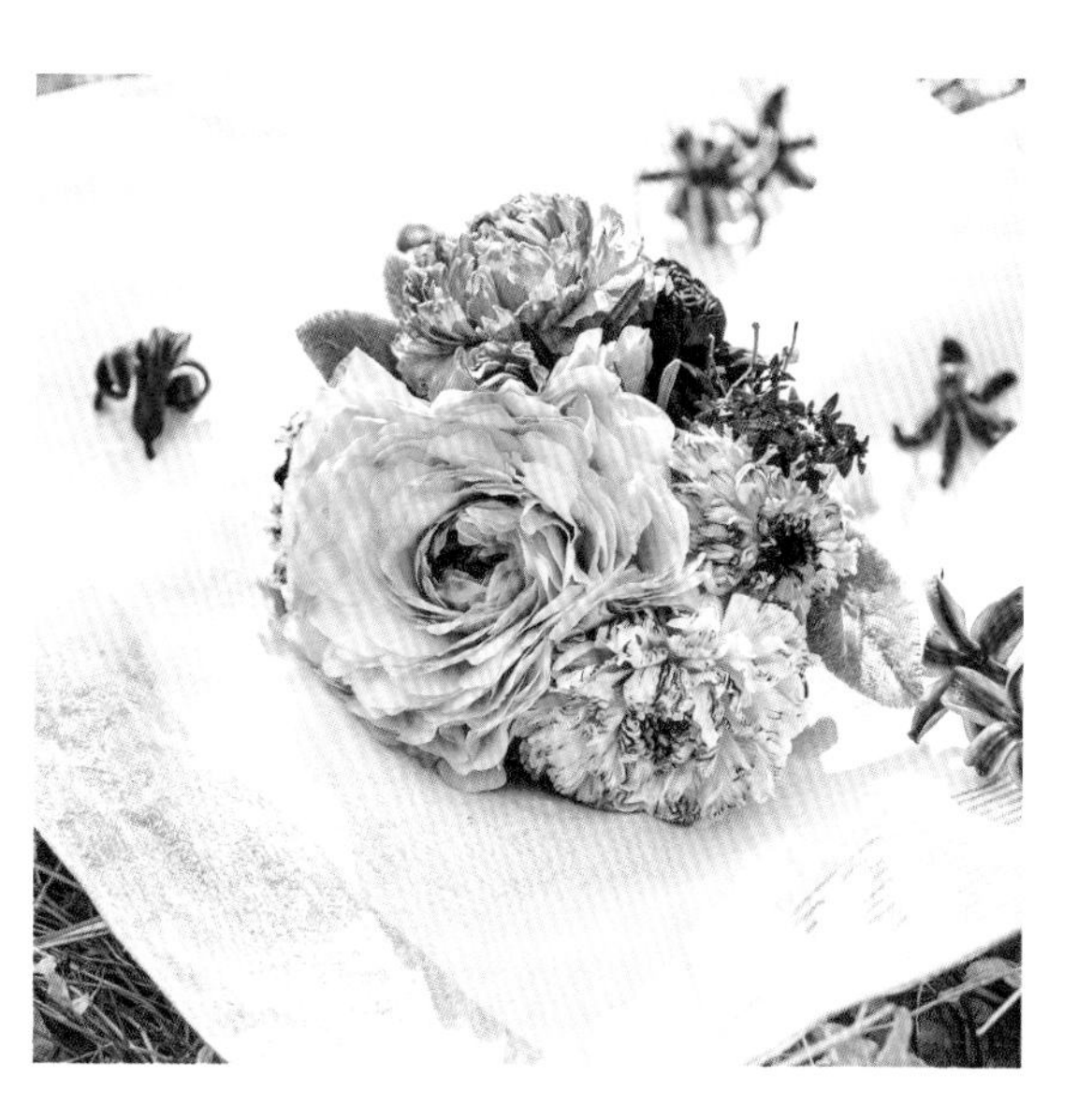

おとなのパンケーキ

ソースは、秋に実った庭の小りんごと赤いバラの花びらをブランデーに漬けた「お宝」に、メープルシロップを半量入れて少し煮つめたもの。りんごの薄切りを並べて油少々、ザラメ少々で焼く。ソースとこのりんごの扱いがおとなの手間と味。今日の種はホットケーキミックスで簡単に。あつあつにとろりとかけて、どうぞ。

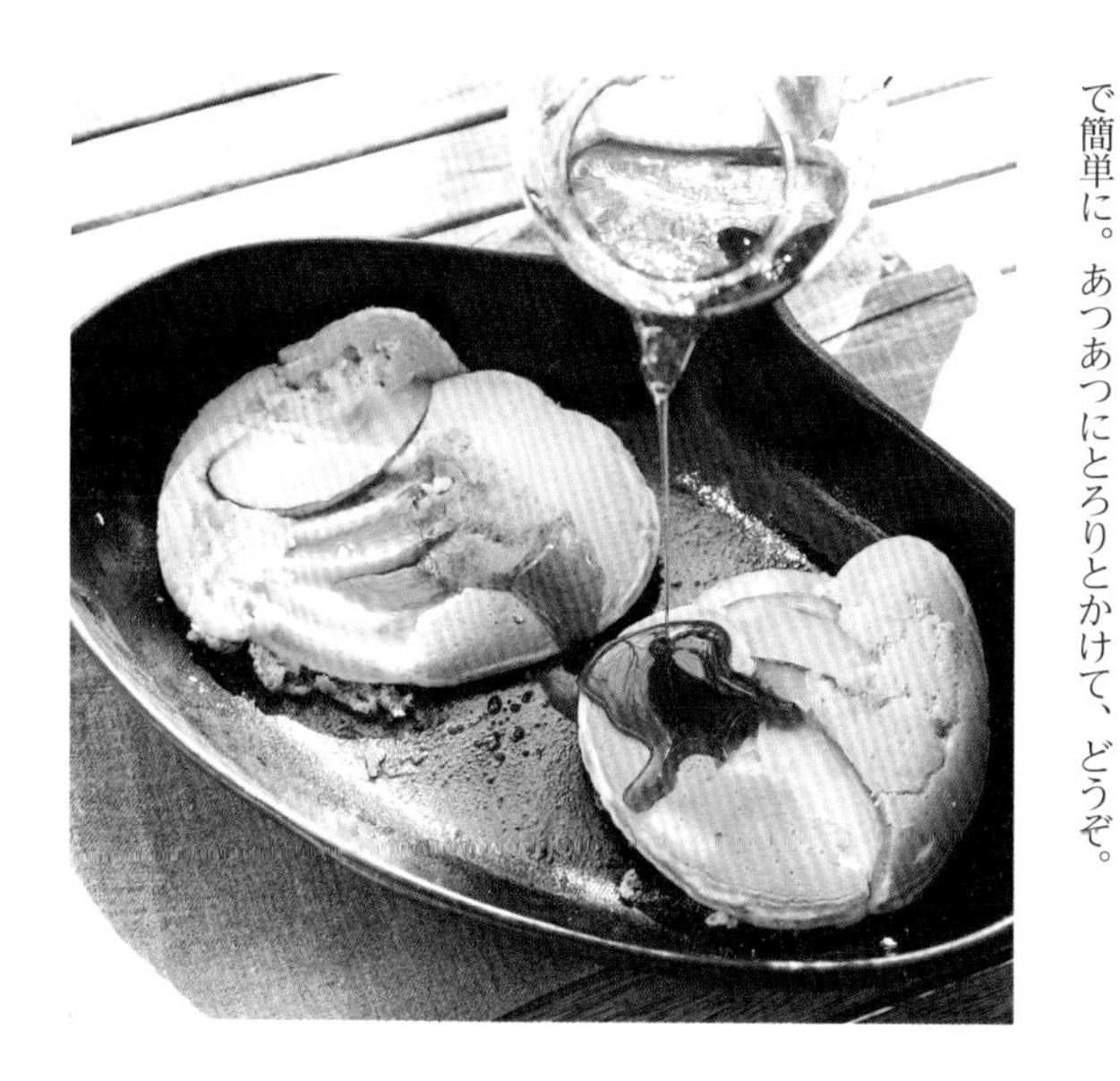

草の栞 3

ハーブティーを自由に、自在に

今から10数年前、イタリアのサルデーニャ島に旅をしました。芳香植物に触れ、その精油を採るための蒸留所を巡る小さなツアーでした。山を越えバスに揺られる毎日の中で、早朝には宿の周りを散策し、蒸留を待つ間もあちこちの野を歩き、畑では健やかにのびのびと育った植物たちがさわさわと風に揺れる姿に心躍りました。

馴染みのない植物にも、顔見知りの草木たちにも、広い空の下や森の中でおおぜい出会いましたが、その中にはいつも連れて帰りたい緑がいます。小さな鋏とガーゼの小袋が、私の欠かせない旅道具です。この旅ではヤローやラベンダー、ネトル、ミントにタイム、ワームウッドにアンジェリカ、レモンバーム、野生のマローとカモミールを少しだけ切って袋に入れました。思い出のためだけでなく、飲んだりお風呂に入れたり匂い袋にしたりと役立つ、旅を豊かにする頼もしい仲間です。

宿に戻ってから室内で細いロープに吊るしたりテーブルに広げたりして、ゆっくりと陰干しします。部屋中が良い香りに満ちて、もう一度野に出た気分になりました。

泊まりがけで出掛ける時はいつも、かさばらずたっぷりと使えるハーブティーのティーバッグをかばんに入れておきます。中でもジャーマンカモミールは万能です。旅の後半、毎日のご馳走と美味しいワインの連続で、数人の方が元気も食欲もなくなり、顔色も冴えません。私はいつものティーバッグに、この旅で仲間になったマローとレモンバームを加えたスペシャルティーを作りました。ゆっくりと２杯目を飲む頃、みんなの顔色が良くなって精気も戻り、次の日からの旅はまた楽しく続きました。

ヨーロッパのハーブたちの持つ古い物語に惹かれて、西洋薬草店を開きました。以来、野に育ち森に生きる植物たちの恵みを、伝説から始まり、伝承と伝統を辿り、経験と体感を重ねて、美しく美味しい、頼りになるお茶を作ってきました。

紅茶や緑茶などの茶、コーヒーなどは、それぞれがひとつの植物学的なルーツを持ちますが、ハーブには多種多様な出自があります。そのうえ、花や葉、実、根など色々な部位を使いますから、豊かな色彩と柔らかな香りを自在に組み合わせるのは、いつでも私の想像力をかきたてます。何より、私はハーブティーを楽しんできました。手の中に包む温かな一杯は、限りなく魅力的な物語です。

小さな花咲いた

栽培家に戴いたミスミソウがしっかりと冬を越して、林のあちこちで咲きました。早春の庭の花の色は、これまでバランスを考えて見守ってきました。でも、巧まずに植えたこの子たちは濃いピンクあり、紫ありの色とりどりでおかまいなし。どれも愛らしく朗らかで、思わず幸せな気持ちになります。

店頭に並ぶハーブの苗は近くの小さなナーセリーからやってきます。たくさんのファンがついていて、私もそのひとりです。素手で土をすくい湧き水をかけ、木酢液などで養生をされた健やかな苗です。

知り合った頃のナーセリーの主はほっそりとした静かな印象の青年でした。今も相変わらず細いけれど、明るく楽しげな還暦のおじさんです。幼稚園でハーブガーデンを作ったりハーブのお話をするのはボランティアで、彼のライフワークでもあります。ひとり息子がこの春に巣立つのを見送って、「オレの新しいスタート」と嬉しそうでした。

昔、息子たちが保育園から毎月大切に持ち帰った月刊絵本『こどものと

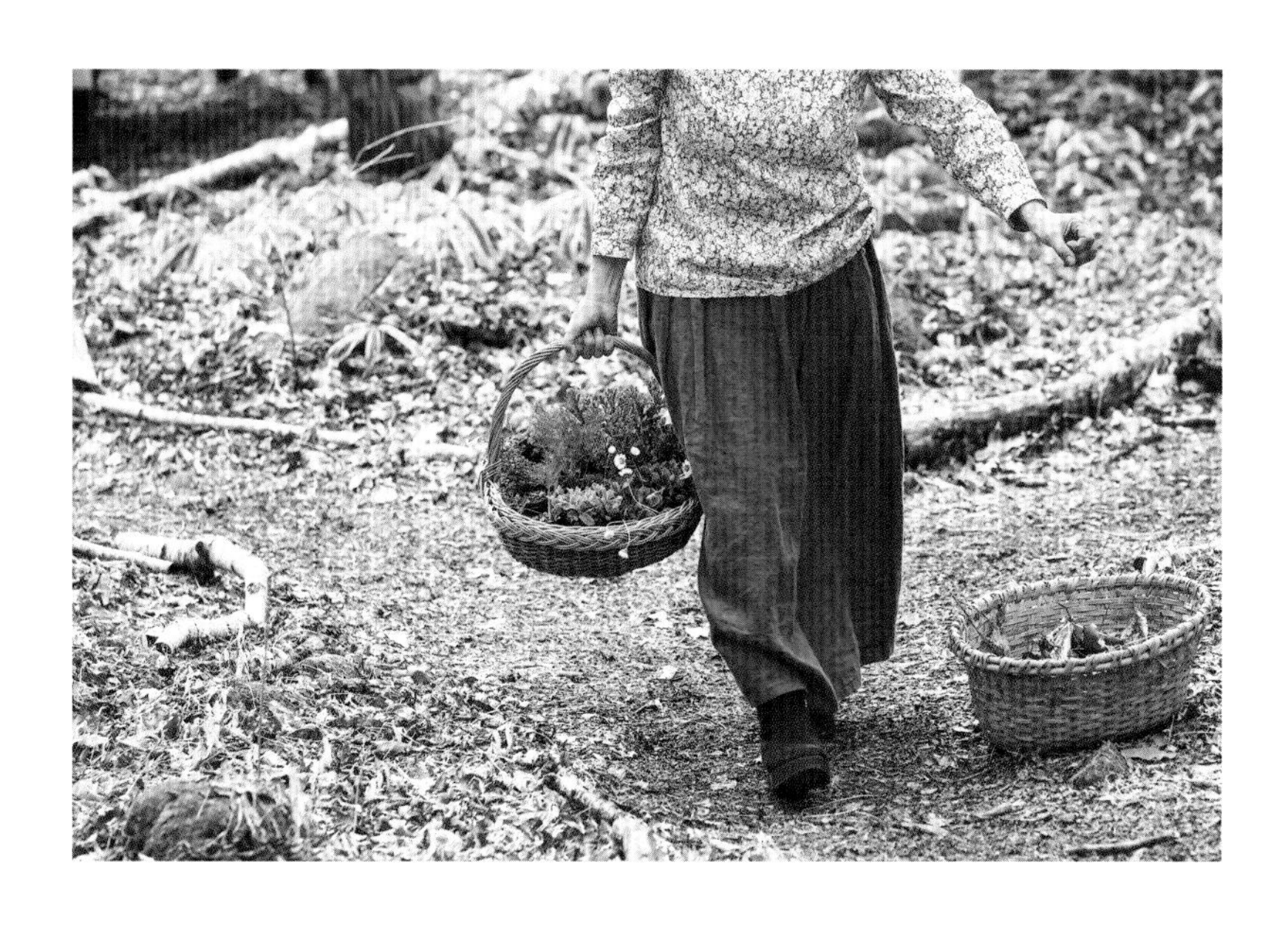

も』を、私も楽しみにしていました。近隣の保育園に届けたのは、まちの本屋さんの仕事と知りました。その二代目が最近書いた本、『絵本のなかへ帰る』（髙村志保著・岬書店※）を読んだからです。

周りの書店が少しずつ消えてゆくなかで、駅前のここにはたくさんの絵本や魅力的な本が並んでいて、地元の本好きが愛する場所です。お父様の代からの『こどものとも』を配る仕事も続いています。本の中で彼女はよく泣きますが、すぐに笑顔になってユーモアもたっぷり。気っ風も良いのです。

本を書いて、彼女は子供の頃のこと、子育てや仕事のことをもう一度辿ったはずです。そこにいた健気な若い自分にも語りかけたことでしょう。物語の続きは、とびきりの愛を抱いて本を届け続けることかもしれません。

※のちに『絵本のなかへ帰る　完全版』（夏葉社）として再刊

世界中の少年少女へ

まだ庭の植物はおおかた眠っているので、ナーセリーの苗から。花はワイルドデイジー、スノードロップ。葉はマジョラム、ディル、ローズマリー、パイナップルミント、スペアミント、ユーカリ・グニー。小さな若い花束は青くて甘い香り。春は新しい冒険の始まり。本の中にも映画の中にも、森の中にもきっと見つかる。

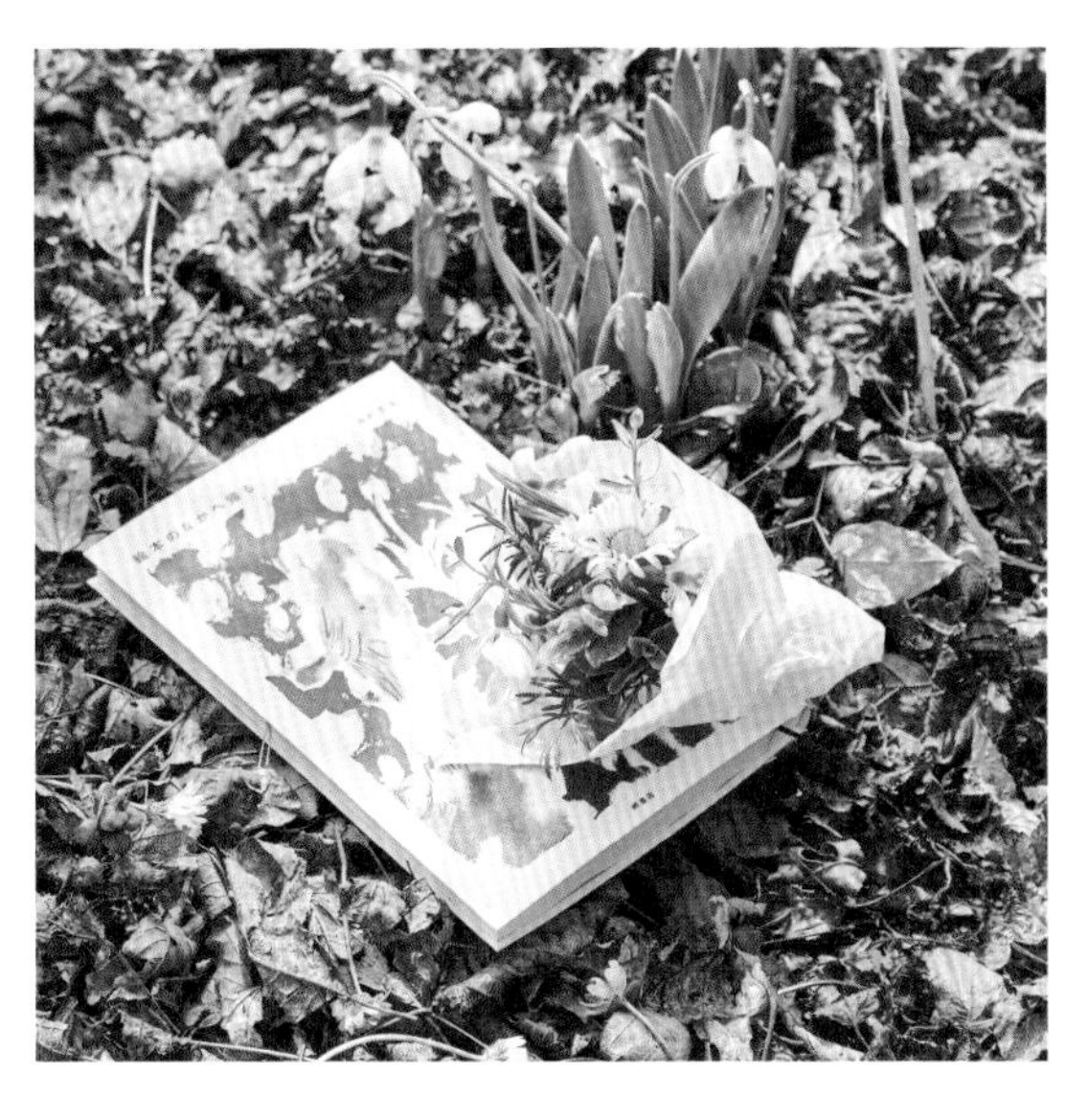

文旦とベビーミントのサラダ

箱の中から大切に取りだした文旦ひとつ。つるりとむいて、苗から摘んだ、まだ優しい香りのミントをのせる。戴きものの、イタリアはウンブリア州のオリーブオイルをかけて。思いがけない爽やかな味に、気分も晴れる。文旦の代わりにグレープフルーツ、ミントの代わりにおさな葉のディルやパセリなどもお似合い。

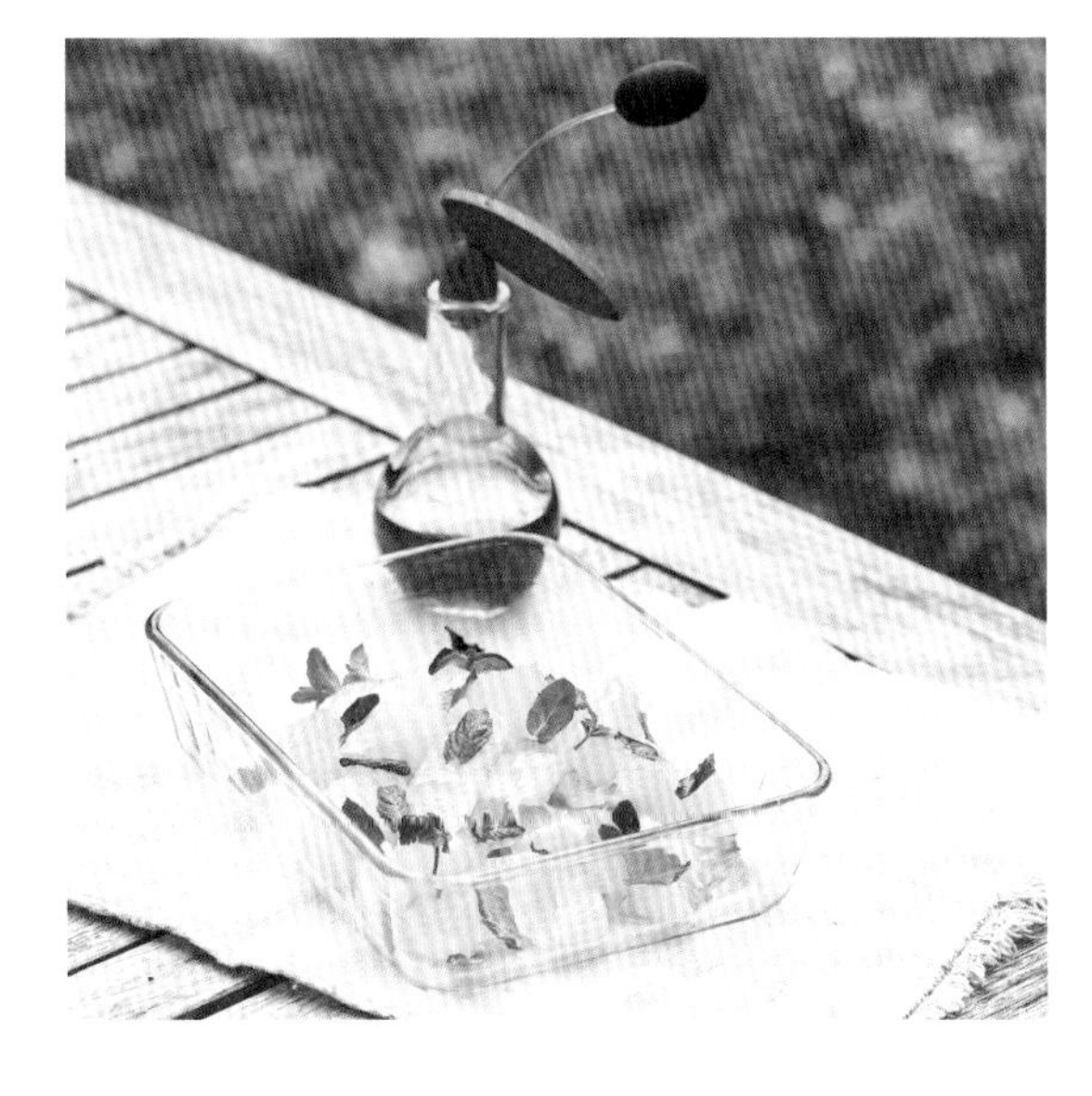

晴れて曇って風吹いて

春の庭は私を饒舌にします。カウスリップ、ラングワート、ネトルの若葉……。物語を秘めた薬草たちのこと、つい伝えたくなります。

ショップの西側に小さなハーブガーデンを作って四年になります。りんごの木の周りは、年ごとに新しい花で囲むことにしました。最初の年はポットマリーゴールド、次はナスタチウム、それからアリッサムやニゲラ。近くの林に巣箱を置く養蜂家さんの蜂たちでしょうか、蜜を求めてたくさんの蜂がやってきました。この庭の香りと甘さがひと滴、蜜に混じればと夢を見ます。

今年の花は厳しい冬を越し雪の残る頃から咲く、愛らしいサンショクスミレと決めました。霧のように柔らかな水を降らせて、ここがあなたの場所と伝えましょう。サンショクスミレはハーツイーズとも呼ばれ、心を穏やかにする薬の花。その搾り汁は妖精の惚れ薬です。まぶたにそっと塗れば、目を醒まして最初に見た人に恋をするといいます。

ニオイスミレも咲きました。このひと花の香りは高価な菫の香水もか

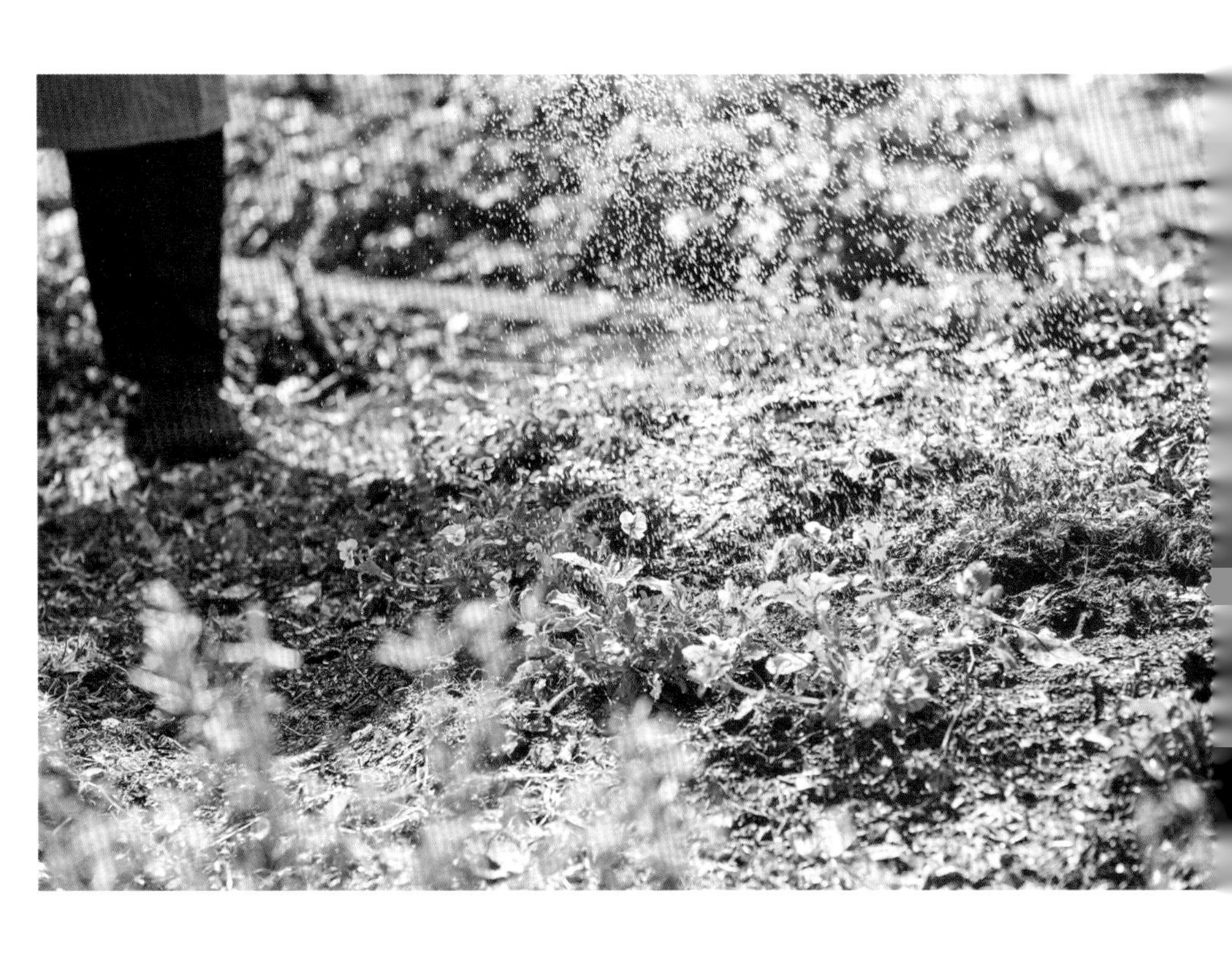

ないません。少しずつ花を摘んで、薄紫のシロップを作ります。喉を滑らかにする美しいお薬です。皇妃エリザベートはこの花の砂糖菓子をこよなく愛したといいます。

巣立ちの季節、友人のお嬢さんは看護師に、幼い頃からよく知っている少年たちのひとりは有機農業の道に進み、陶芸を学んだ青年は窯元に就職しました。それぞれ「人」に触れ、土に触れる仕事です。ショップには毎日、大人に連れられて子供たちがやってきます。小さな手で触れるものが彼らの物語を紡いでいくのだと思えば、庭に手を入れ、美しい本や摘みたての花を飾るのも疎かにできません。今日も3歳の少女のために、小さな小さな花束を作りました。車で眠ってしまった彼女が目覚めたら、なんと言ってくれるでしょうか。

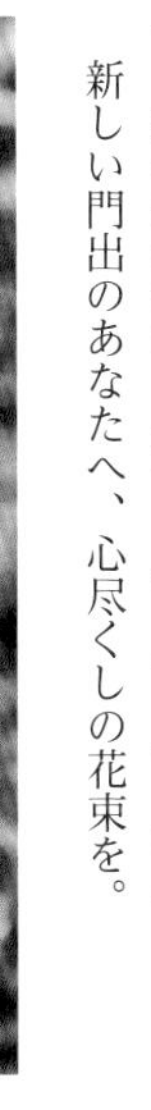

手のひらの春をどうぞ

季節の初めに咲く花たちはとても小さくて、丈も短くて。水色のムスカリ、ミスミソウ、サンショクスミレ、ニオイスミレ、ワサビ、プシュキニア、ワイルドデイジー、キクザキイチゲ、クローバーとヒソップの葉を合わせて。顔を埋めれば、ふわりと淡く甘い香りが届く。新しい門出のあなたへ、心尽くしの花束を。

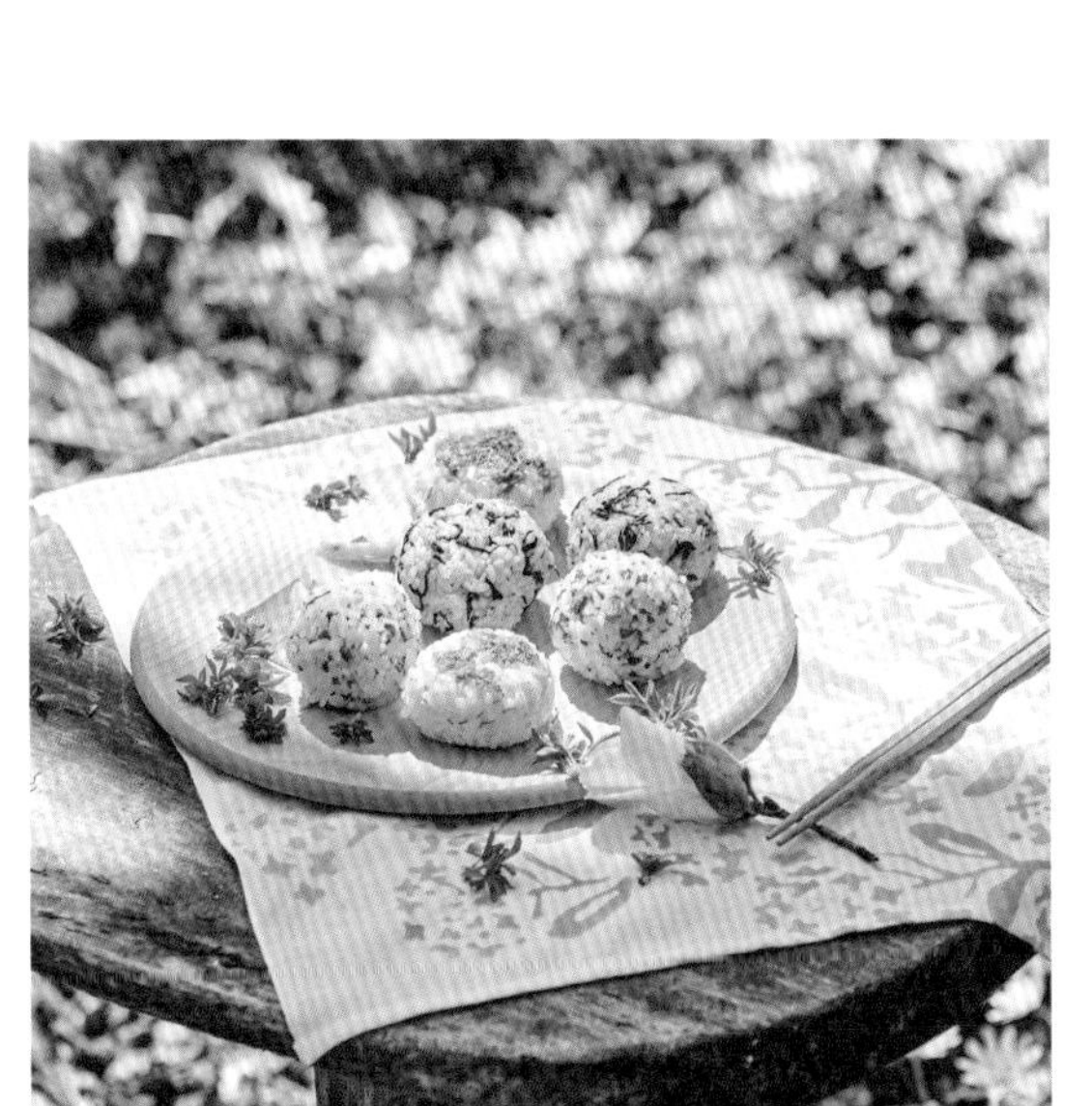

おむすびころりん、日溜まりで

ずっしりと大きなおむすびも嬉しいけれど、今日は小さく握って、色々な具を楽しもう。ウコギの新芽を茹でて刻んで混ぜれば春の味。ふき味噌をのせたものは、フライパンで表面をジュッと香ばしく焼く。お米も2種類、白米はつやつや、雑穀米は梅ひじきを混ぜて。庭を眺めながらもうひとつ、もうひとつと手がのびる。

静かに美しく降り積もり

年ごとに少しずつ増えたスイートウッドラフが、林のあちこちに群生して白い花を咲かせています。木漏れ日の中で楚々と輝く白と緑。摘みたてを長い茎のまま白ワインのグラスに入れて楽しむのも、葉を乾燥してポプリや匂い袋にするのも毎年のことです。干し草のような甘い香りは、心を温かく包みます。木々は葉を落とし、草は枯れ、季節を繰り返すうちに、土もそこから生まれる香りも柔らかく豊かになります。「時間」というガーデナーの仕事です。

この連載でイラストを描いているのは、ショップの初代スタッフだった万里子さんです。今は親子三人で、エレベーターのない古い公団住宅を上手に改装して暮らしています。ベランダは開放的で、目の前には公園が広がっています。生活の傍ら野草茶も作っていて、一部屋には草や実の入った大きなガラス瓶が並んでいます。余分なもののない、気持ちの良い住まいです。

遅くに授かったひとり息子は植物が大好きで、電話に出ると「あ、エ

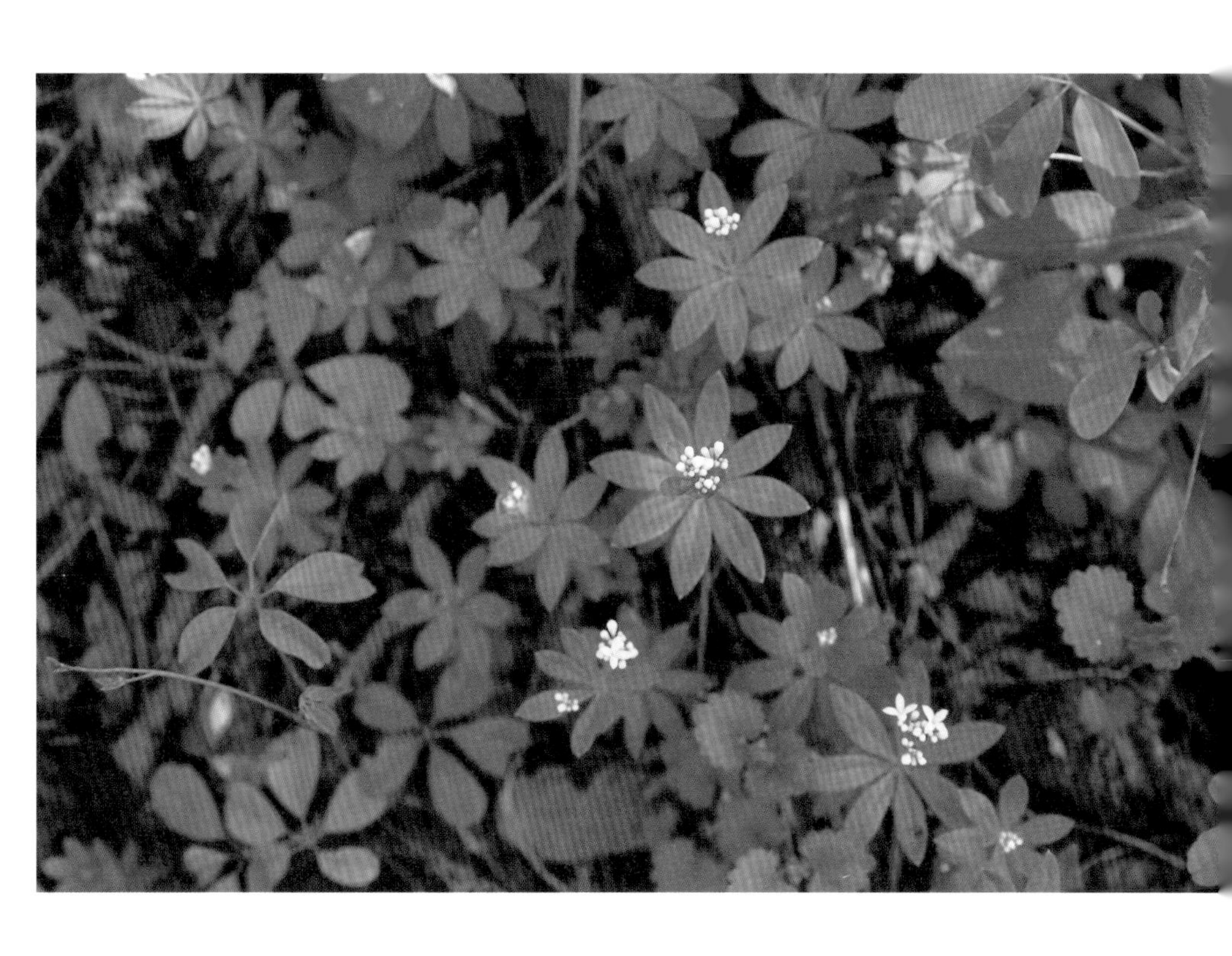

リ子さん」と嬉しそうに元気いっぱいで呼んでくれます。夫婦二人とも工夫の人で、小さなオーブンで上手にパンを焼くし、うどんも蕎麦もパスタも打つことができます。近くに借りた畑の持ち主は八十過ぎの有機農業家で、親子で色々教えてもらえるのだそうです。以前は田舎に暮らそうと場所を探したこともありましたが、縁がなかったことが幸いで、遠くに行かずとも育った地元に住処は見つかりました。

今またひととき、彼女と仕事ができるようになりました。手もとにこのエッセイが載った雑誌が届くと、いつも弾んだ声で嬉しそうに電話をくれます。私の住む蓼科は、彼女の記憶の花園です。その土の上に、日々の喜びや悲しみを少しずつ重ねて、家族の笑い声と幸せを混ぜあわせ、万里子さんは今、自分の花園を育てています。

昔と今の花束ふたつ

ワイルドデイジー、ワスレナグサにキュウリグサなど、野の花を集めたほんのりと甘い花束は若い頃のあなたに。今のあなたには凛とした白い花を集めて、この季節のウッドラフも忘れずに。大人の花束の葉は色濃く赤く。クローバー、ミツバ、アスチルベ。ベルクガルテンセージを入れて、きりりと甘く。

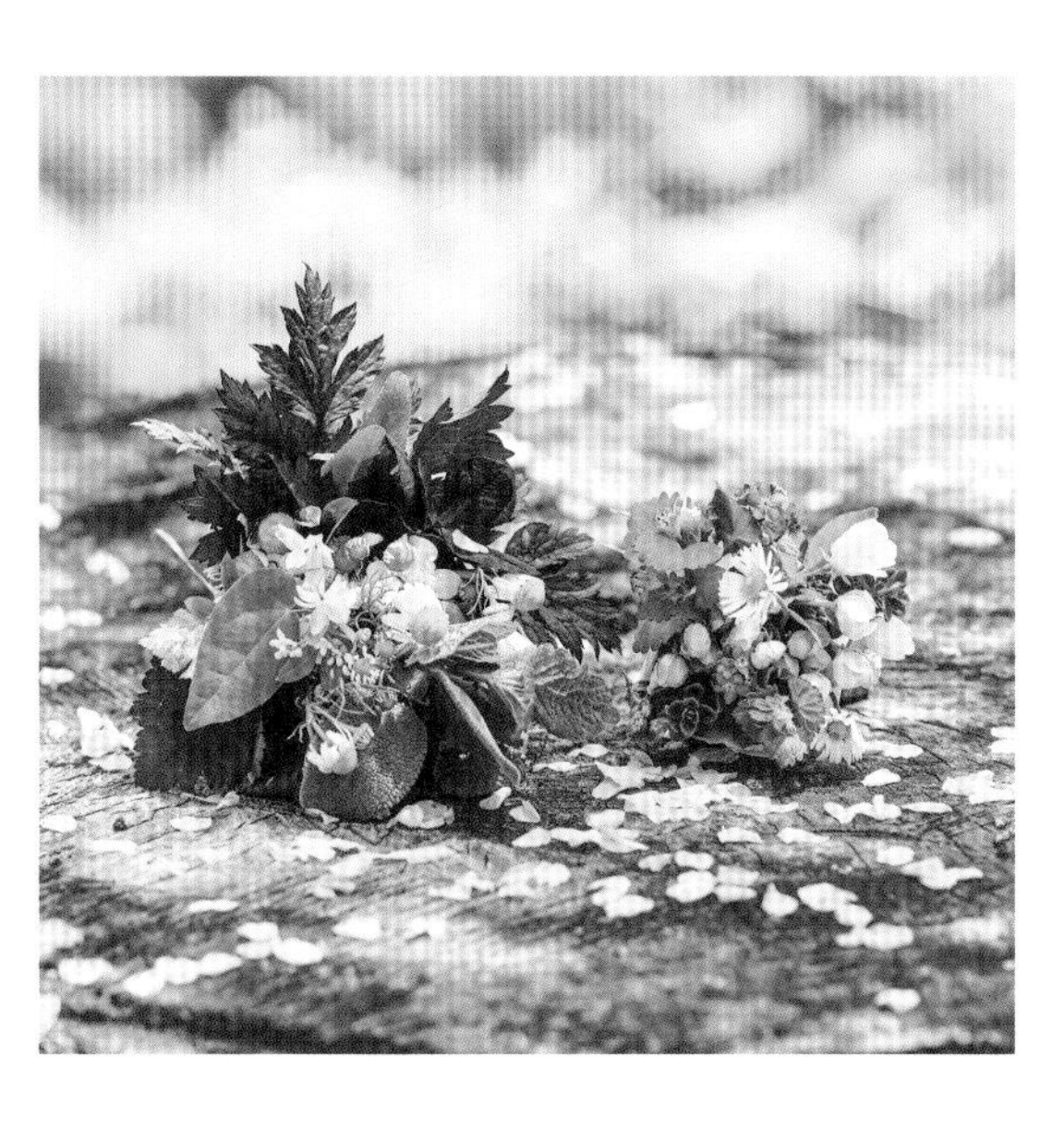

赤い赤いフルーツビネガー3種

旬の苺、はしりの桜桃、昔ながらの夏蜜柑を白ワインビネガーに漬けて、カウスリップの花とレモンタイムを加えて。苺のビネガーには野イチゴの花とレモンの花を。桜桃にはニオイスミレの花。約3週間経ったらできあがり。とてもとても酸っぱいので、蜂蜜や楓蜜を加えてドレッシングに。炭酸を加えて夏負け予防の飲みものに。

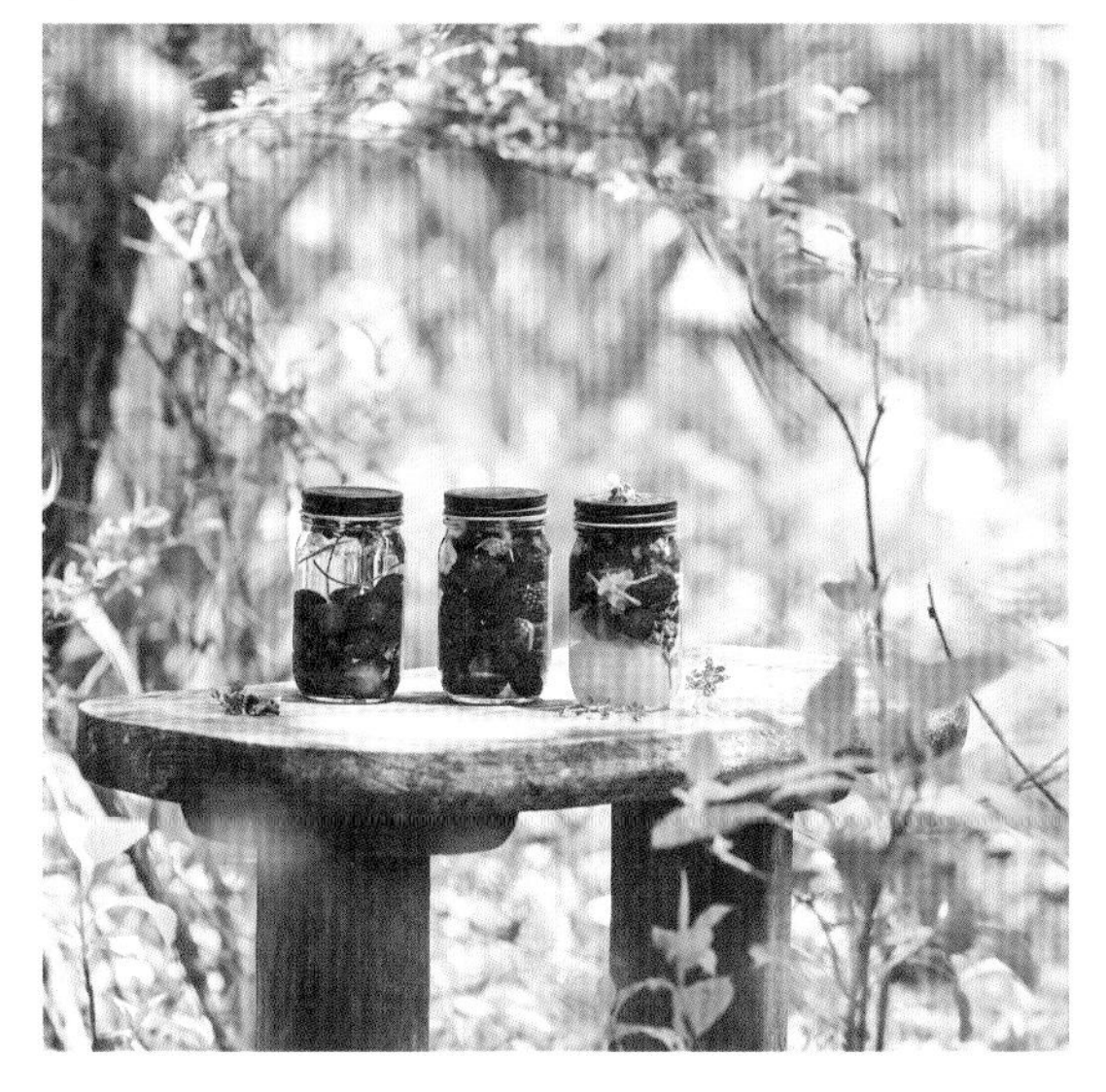

時を待って咲く花

カッコウが鳴いて、庭は緑を増しました。黄緑、青緑、深緑……。自然の絵の具は言葉では表せません。梅雨に入ると時折激しい雨が降る日が増えました。そのたびに小川から溢れた水はこの庭の小道を通って流れます。雨も光もたっぷりともらって、天使の草・アンジェリカは逞しくぐんぐん伸びました。私の背丈を遥かに超え、羽根を広げて今もまだ育っています。茎は緑の砂糖菓子に、清々しい香りは伝統の薬用酒の大切な材料でもあります。

隣りのバレリアンも競うように伸び、白い花を咲かせています。根は不眠の妙薬、心の安定剤。必要のない人には決して良い匂いとはいえませんが、マタタビやキャットニップのように、猫たちにとってはたまらないようです。『ハーメルンの笛吹き男』では、男のポケットに入れた根の匂いに誘われて、町中のネズミがついて行ったそうです。四季の庭には、何かしら物語が見つかります。

届けものがあって、近くの諏訪中央病院に出掛けました。約束の時間

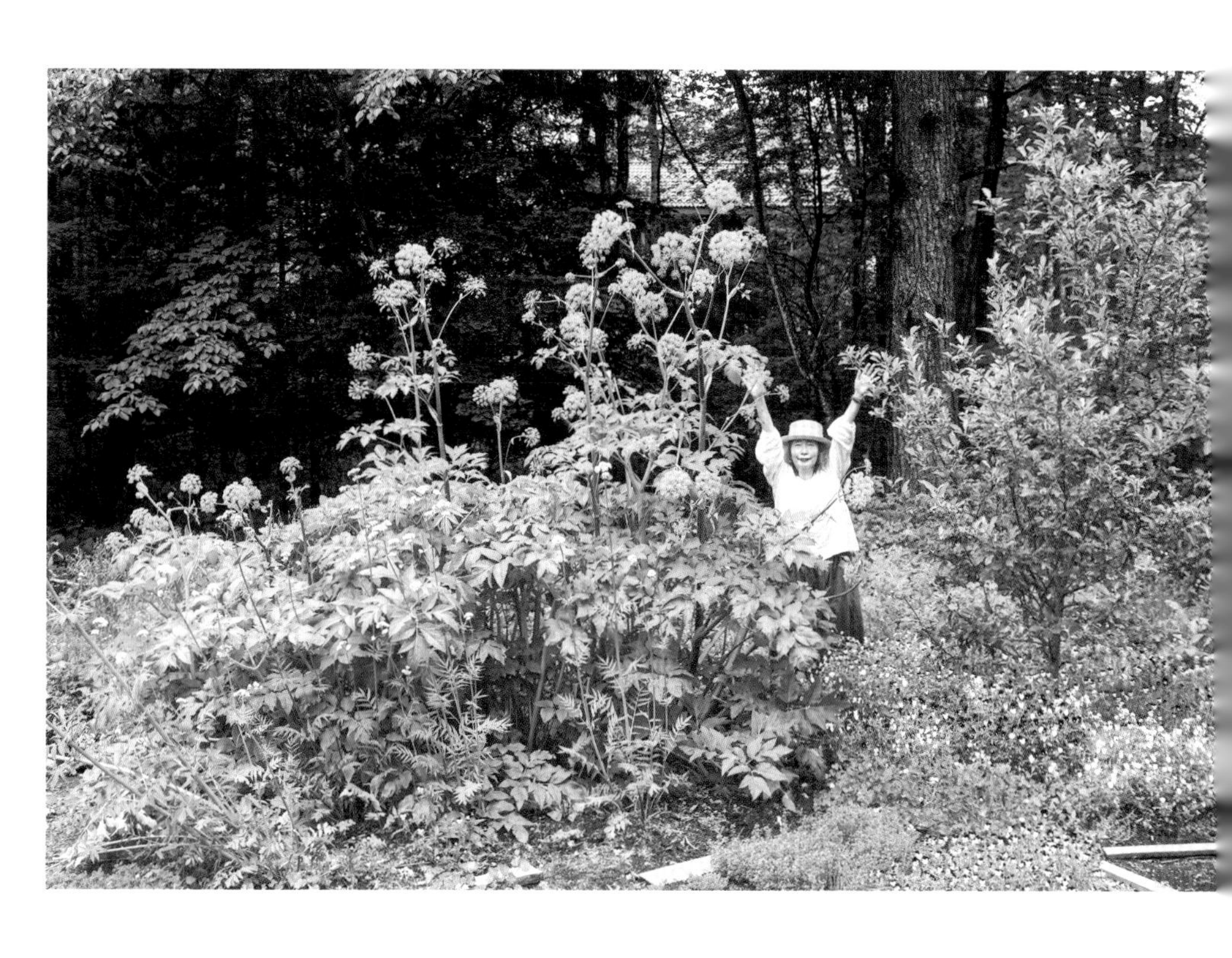

には少し間があったので、ガーデンを巡ることにしました。初夏の庭は生気に溢れています。中でもひときわ目を惹くのは、私が大きな庭を閉じた時に移植した白いバラでした。

「新雪」という名のこのバラは、私のホワイトガーデンの主役でした。共にその庭を守り、愛しんでくれた老ガーデナーが「エリさんのバラ」と丁寧に掘り起こして運んでくれたものです。歴代のガーデンボランティアの養生で健やかに育ち、特に今年は見事な花をたくさんつけました。その華やかな咲きように心浮きたちますが、晩秋の返り咲きの僅かな凛とした白も捨てがたいものです。

もうすぐリンデンの花が咲きます。ボランティアは梯子に登って、クリーム色の花を楽しげに摘むでしょう。木の下で待っていたら、おすそ分けがあるかもしれません。

ひとときの青を

フラックスの花が風にそよぐ。ベルギーや南フランスでこの「青の海」を見た。切り花には向かないけれど、散る花びらも美しいから、あなたに手渡したいと思う。青と白の小さな花束、ペレニアルフラックス、矢車草、ワスレナグサ、ダイヤーズウッドラフ、アスペルラ、アネモネカナデンシス、リクニス。香りは甘いアリッサムのみ。

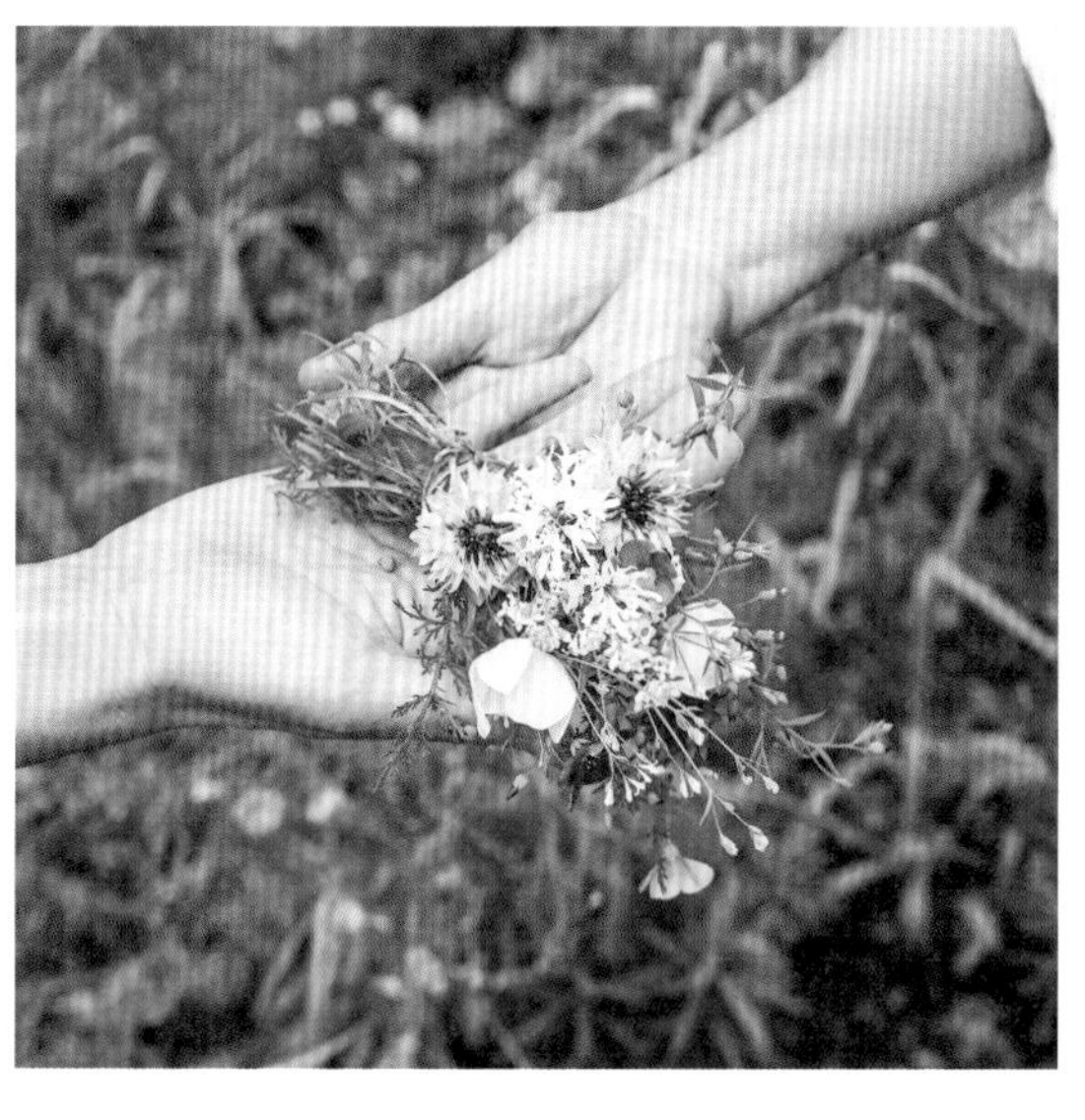

シャリシャリとルバーブ

細い茎が2本もあれば充分。刻んできび砂糖をからめて、すぐに炒めるように火を通す。けっして煮ないよう。バターをひとかけ入れておしまい。カリッと焼いた食パンにのせて、甘酸っぱいシャリシャリを食べる。好みでさらに砂糖をパラパラ。美味しくて食べ過ぎるとお腹が緩むので、ご注意を。残りはジャムにどうぞ。

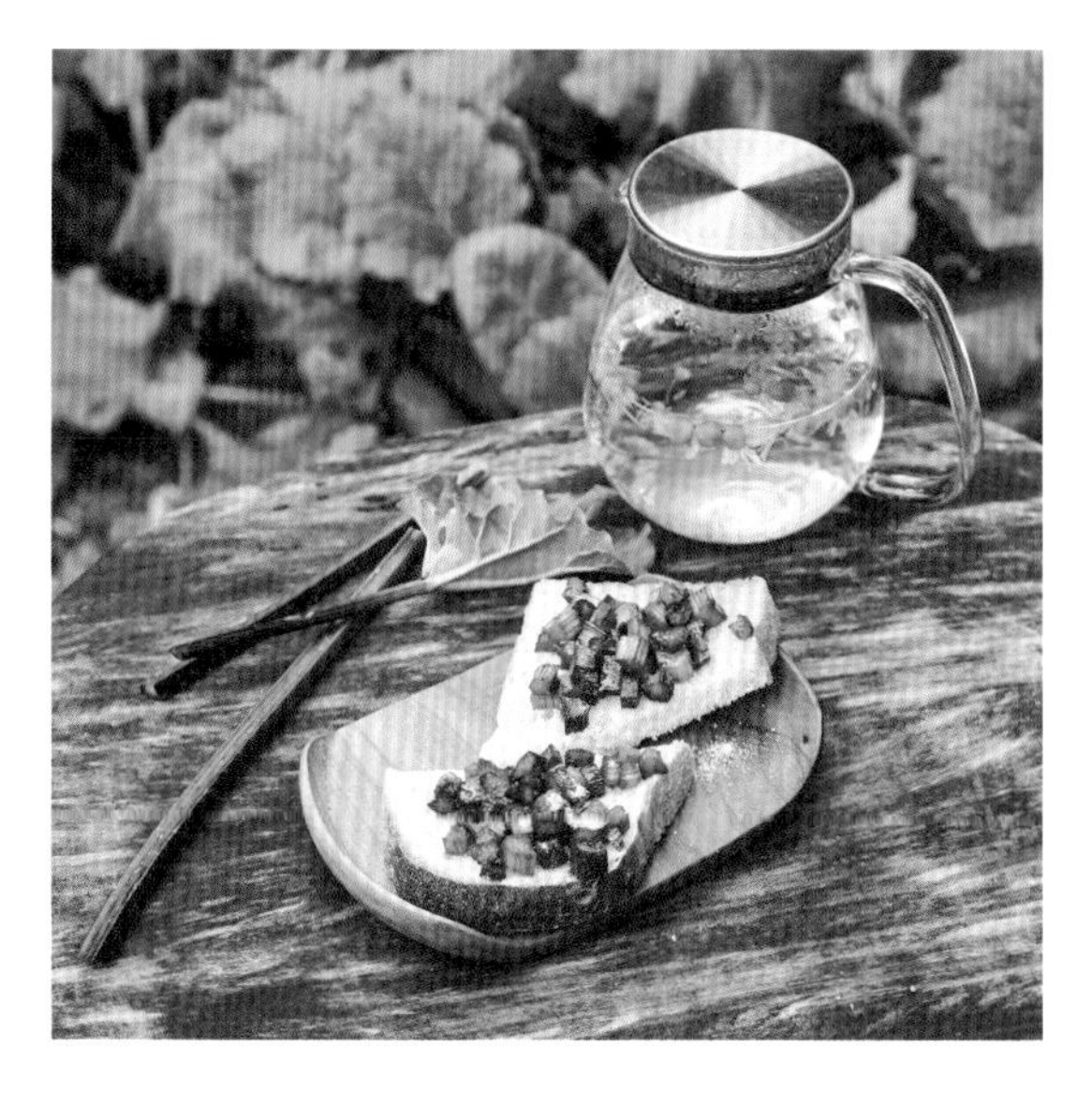

ふわりと軽く

　爽やかな風が吹いて、緑がいっそう濃くなりました。ショップの入口にはメドウスイートの白い花が涼しげに揺れ、お客様をお迎えします。茎を指で潰すと湿布薬のような匂いがするので、炎症や痛みを和らげる効果があるのもわかります。

　ベルガモットも咲きはじめました。日本ではタイマツバナとも呼ばれ、赤々と林の中を照らすようです。北米の先住民族・オスウェゴ族に由来してオスウェゴティー、学名からモナルダ、蜜源植物なのでビーバームなど、たくさんの呼び名を持っています。

　花のお茶はレモン汁を加えるとその赤い色をさらに増し、デザートや飲みものに加えると美しく、風味も一段と良くなります。ベルガモットというと精油を思い浮かべる方が多いのですが、それは「ベルガモットオレンジ」の皮から採られたものです。

　ここに暮らし始めた頃、たまたま近くの農場でこのハーブを見つけました。それから、憧れの薬用植物をひとつひとつ育てました。大きなガー

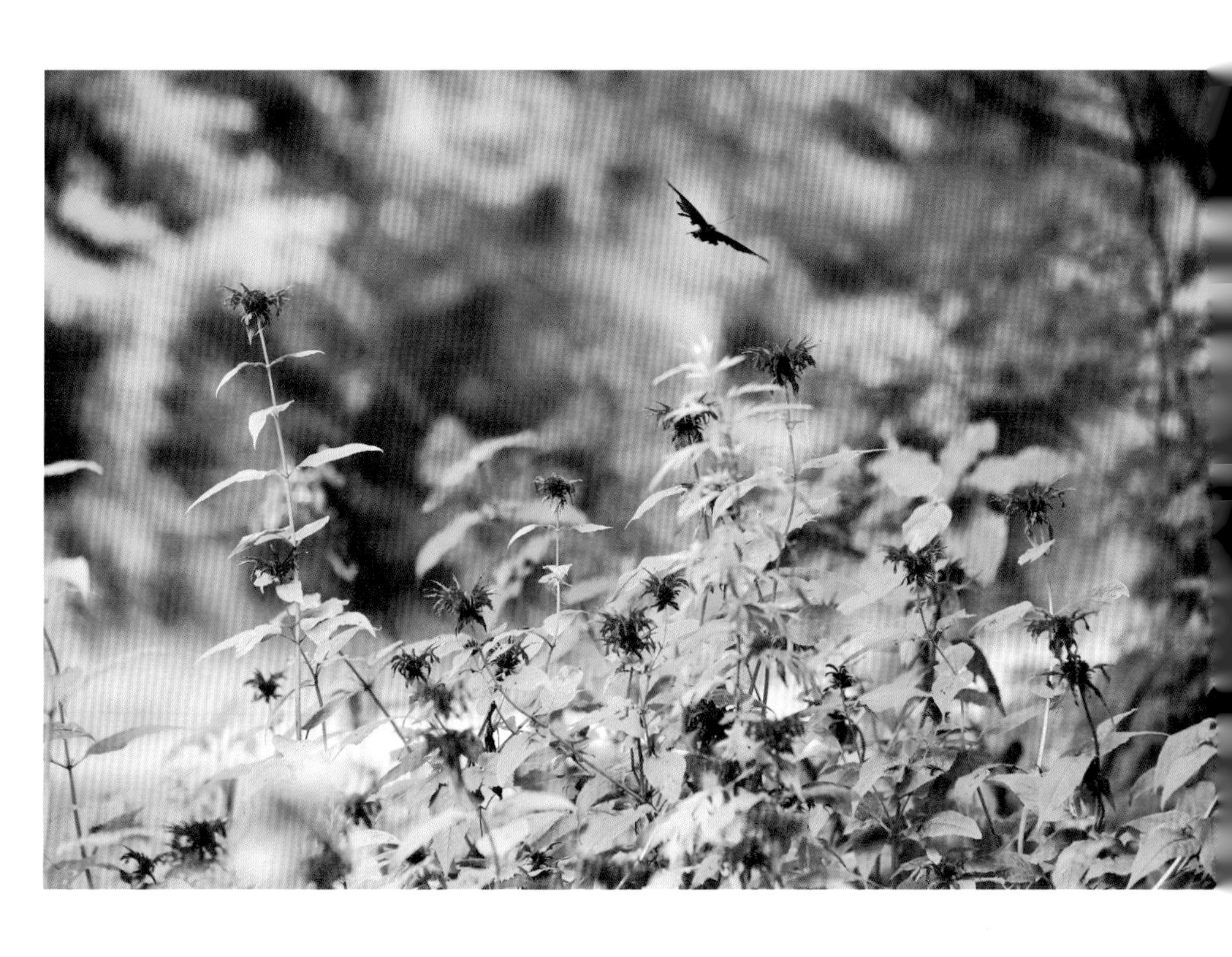

デンも借りていた畑も返して、今は身のまわりの小さな庭だけですが、たくさんのハーブたちが機嫌良く繁っています。

夏でも朝夕は冷える高冷地で過ごすようになって、スカートの丈は少しずつ長くなりました。庭仕事も長いスカート、下には緩めのレギンスをはくと蚊にも刺されないし、冬は温かい。長いスカートは暮らしの定番です。

本で見たジャガイモを収穫するインディオのおばあさんに、棒きれのような道具で畑を耕すチェルノブイリのおばあさん。どちらのスカートも着古し、着慣れたものでした。テレビのイタリア語講座で見た島暮らしのおばあさんは、細い水色のスカートでした。幾度も水と光を通したスカートの裾をちょいと持ち上げて、雨降りの日もたったと歩く、柔らかでタフなおばあさんになりたいものです。

再びの光を

その画家に出会ったのは一年前のこと。病いと闘い傷つきながら、自分を見つめる孤高の人。病院の庭を歩き、リンデンの木の下で話をした。花はラベンダーのアングスティフォリアとグロッソ、蕾はヒソップ。緑はローズマリー、マジョラム、セージ、ヤロー、ラベンダー、ローレルにオリーブ。もう一度束ねよう。彼のための草束。

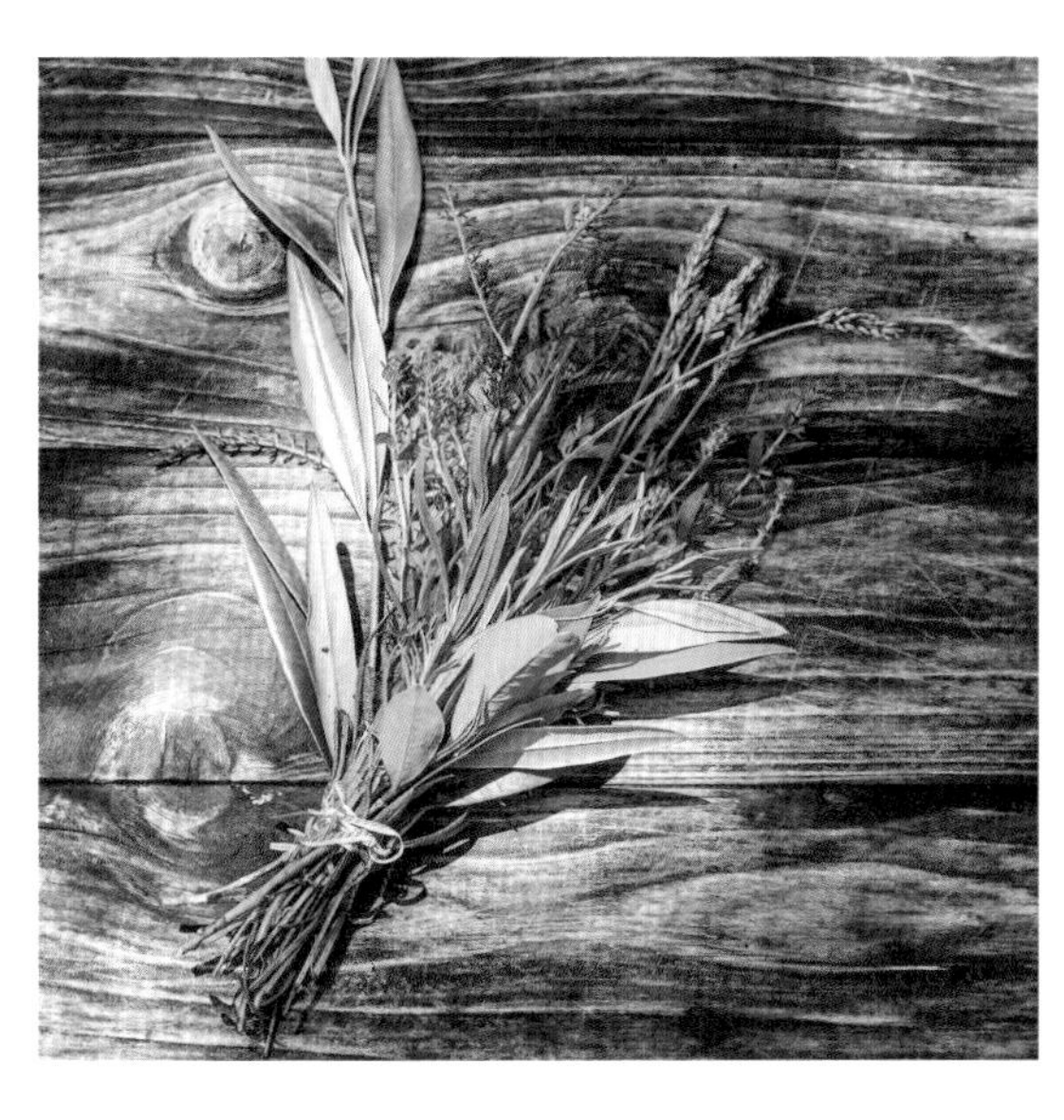

香り豊かな虫除けをふたつ

衣服やお部屋用には、生葉のレモングラス、ローズゼラニウム、レモンユーカリとドライのクローブをひと粒。無水エタノールに漬けて一週間、漉してから容器に入れる。使う時は、少し離して色素が付かないようにスプレーを。肌に付けるなら、水溶性ジェル20㎖に精油のレモンユーカリ、レモングラス各2滴とゼラニウム1滴で。

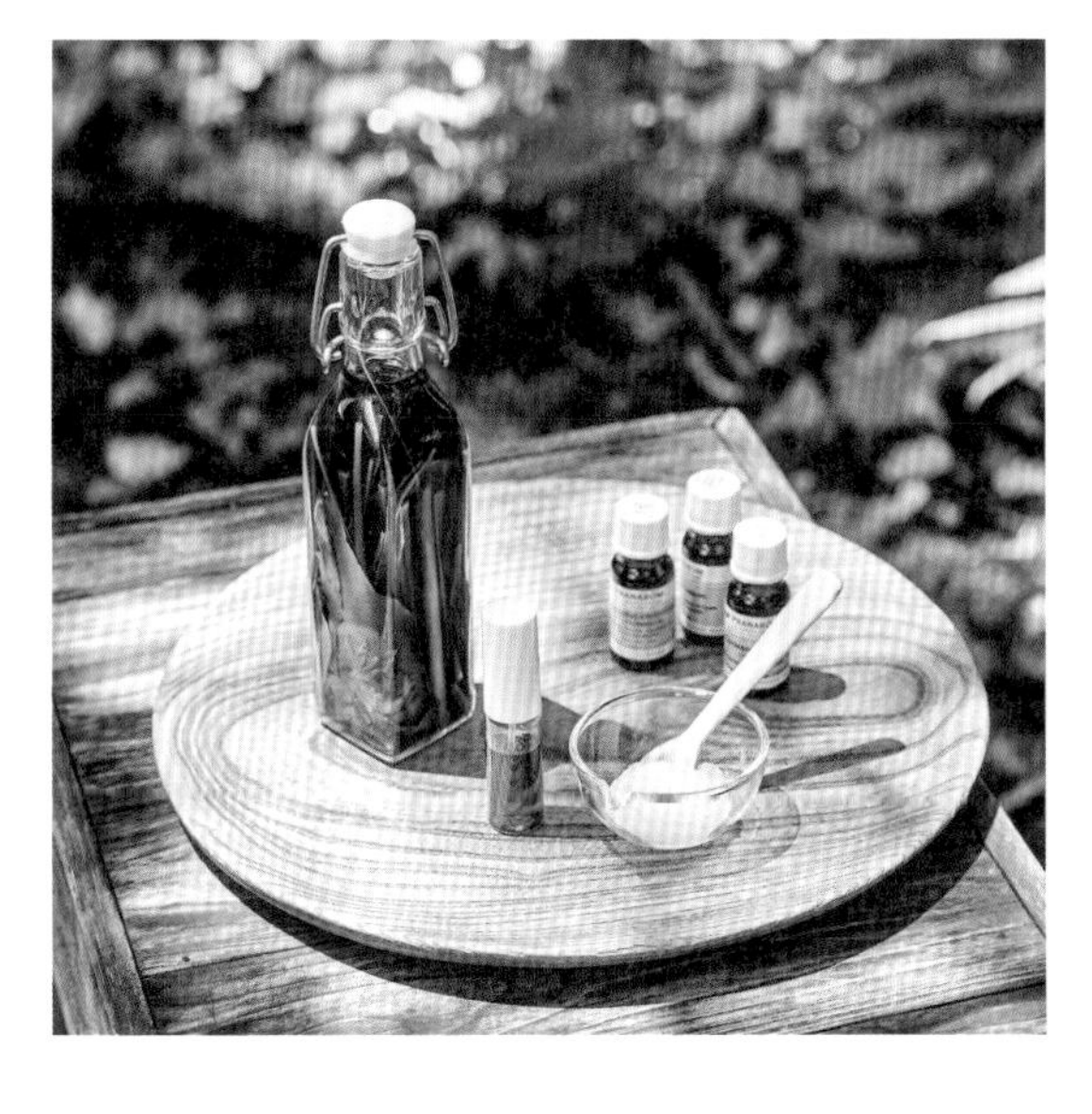

草の栞 4

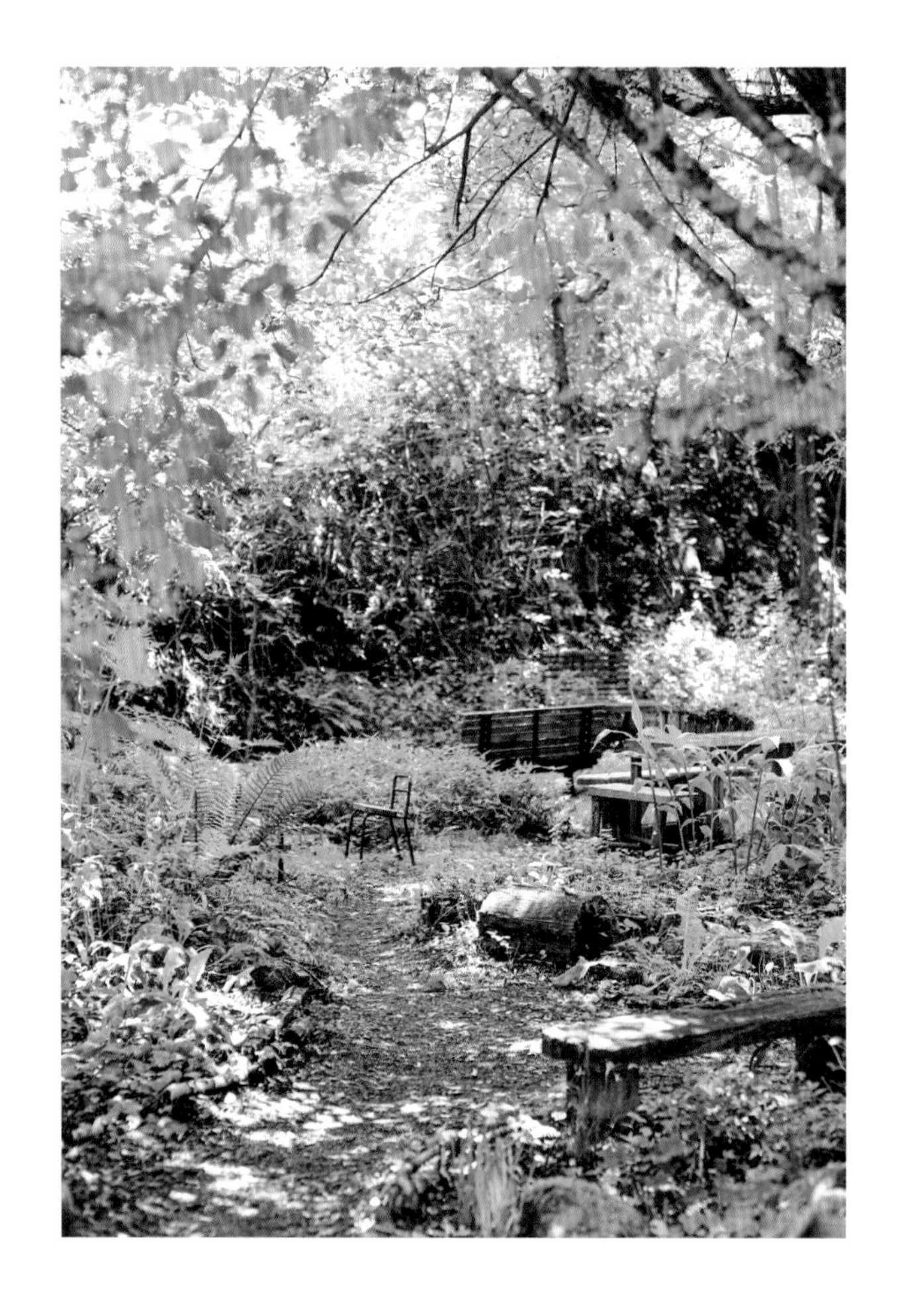

庭からの言葉

からだ全体で感じることのできる庭が、私はどんな庭よりも一番好きです。もし目が見えなかったら、見た目の美しさは役に立ちません。でも、木々を渡る風の音、小鳥のさえずりを聴き、ラムズイヤーの羊の耳のような葉を撫で、ブルーベリーの実を口にふくんだりラベンダーの香りをかいだりしたら、そこには不思議と色も現れて、少しだけ幸せな気持ちになるでしょう。

車椅子で楽々と通れる小道と、腰をかがめなくても花に触って摘むことのできる、高くした花壇もあれば嬉しい。スイートブライヤーの葉は、青りんごのような清々しい香りを風に乗せてくれます。ベンチや東屋や木陰があれば、ひと息もつけるでしょう。泣きたい時、嬉しい時に受けとめてくれる庭を、私はいつも願ってきました。

諏訪中央病院の庭は、25年をかけて、そんな庭になりました。どんな命にも等しく優しい、寛容の心を持った場所です。久しぶりに庭を訪れると、杖をついた友人に会いました。足首を骨折して、退院後の検診に来たところです。満面の笑みで、入院中の庭の話をたくさんしてくれました。リハビリで庭に出られるようになって初めて、木のチップを厚く敷いた小道に恐る恐る足を乗せた時、まるで優しくマッサージをされているみたいだったと言います。土の匂いも嬉しくて、花やハーブを摘んでは部屋に飾り、お茶にして飲みました。ここが自由に植物を摘んで良い庭であることを、とても喜んでいました。

病院は、病いや痛みや苦しみを治し救うための場所です。笑いも喜びもあるでしょう。それでも叶わぬことがたくさんあって、厳しい現実の中に悲しみ涙することもあるでしょう。それを抱くように、日常の時間が流れるこの庭は、ただ静かに寄り添っています。医療者たちは折にふれて通る庭に佇むうち、小さな命の息づかいに目を向け、目に見えない、見えにくいものにも心をかけることを知るのでしょう。庭が黙って語るその言葉がゆっくりと浸みて、私たち自身の言葉に生まれ変わったら、その時心とふるまいは、周りの人たちを支えていく柔らかくて逞しい根になります。

ひと鉢の緑でも、おおらかに見守り、時間をかけてつきあうことができたら、五感が喜ぶあなたの庭の始まりです。あなたがどうしたいかではなく、目の前の彼ら自身がどうなりたいのか。その声に耳を傾けたら、ずっと楽しいかも知れません。

草の香りをもう一杯

「天使の草」が、この夏ちょっとした庭のスターになりました。オンライン講座の中で私が使った、瑞々しくて青いアンジェリカの茎のストローに、興味を持った方がたくさんいらしたからです。この草の茎は空洞なので、とびきり大きくて香りの豊かなストローになると思っていました。試してみたいとおっしゃるお客様におすそ分けすると、大喜びでした。

講座のテーマは、ハーブティーと飲みものでした。世界中の人がお茶を飲む時を、よく想像します。旅の途中のカフェや道端で、山の上や草原で、平和なお茶のひとときを楽しむ人たちを見ました。私もお茶の時間を大切に思っているので、ショップの棚にはいつの間にかたくさんの種類のお茶が並ぶようになりました。

子供たちが小さかった頃は、早起きをして自分の時間を作りました。夜が朝に変わる境目は、とても静かで透明です。まだみんなお布団の中。私はゆっくりと熱々のミルクティーを入れて、クッキーをひとつ用意します。本を数ページ言葉を数行、読んだり書いたり、ひと息ついたりと、

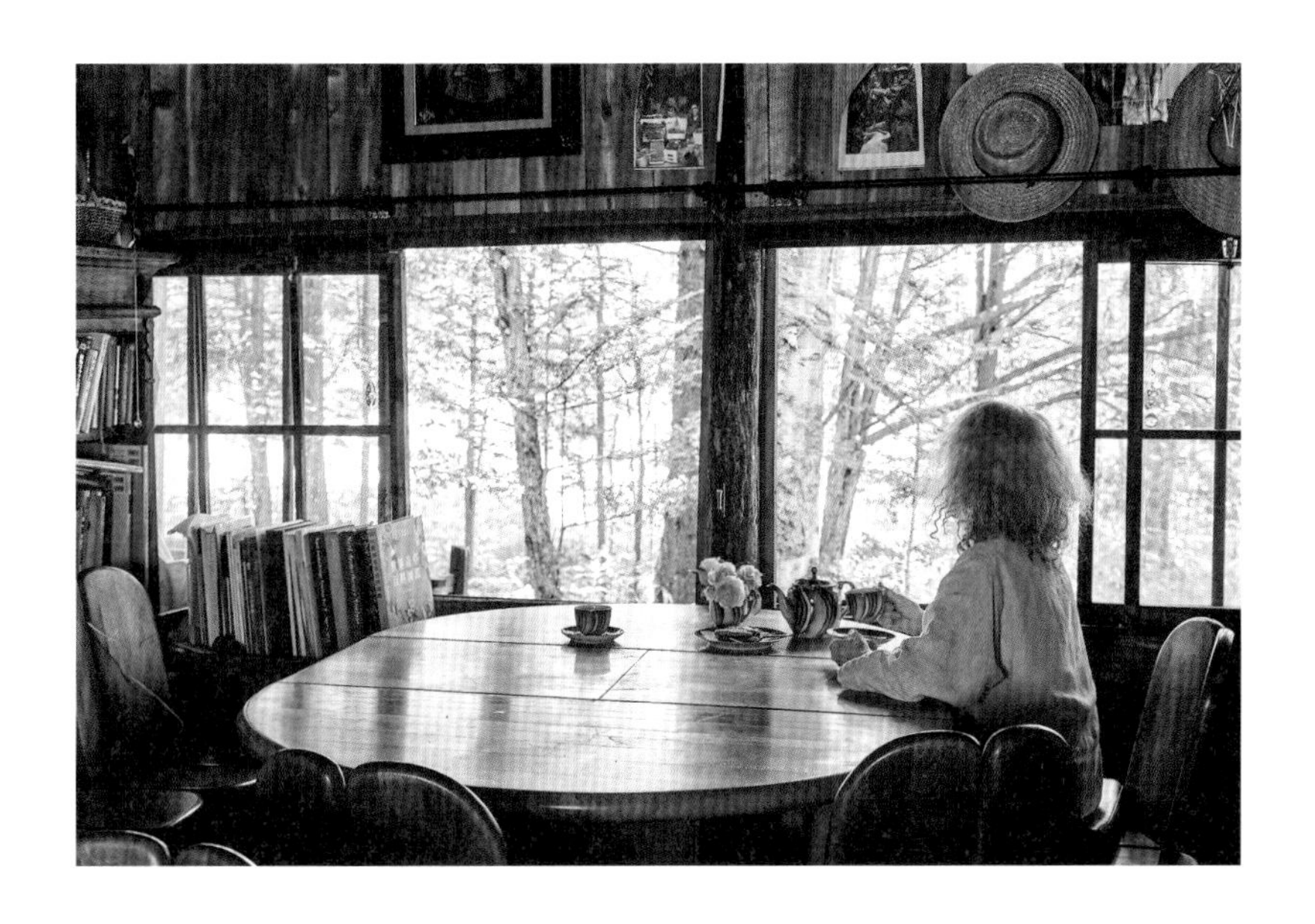

自分のためのささやかで大切なひとときでした。それは、私が私であることを確かめる時間でもありました。

その頃石だらけだった庭も、今は緑が息づく豊かな場所になりました。サラシナショウマの白い花穂と水引草の細い花が風に揺れています。大きく開けた窓のそばのテーブルに孫娘が摘んでくれた返り咲きのバラを活け、古いティーセットを出しました。胸の中のノートは書き込みでいっぱいになって、もう何冊にもなります。ぱらぱらとめくれば、巡り会った人、植物、動物たちの懐かしい姿が現れます。草の香りと共に、今日は本もペンもしまって、旅立った親友たちや共に暮らした犬や猫たちと過ごしましょう。これが、少し甘くて幸せな、今の私のティータイムです。

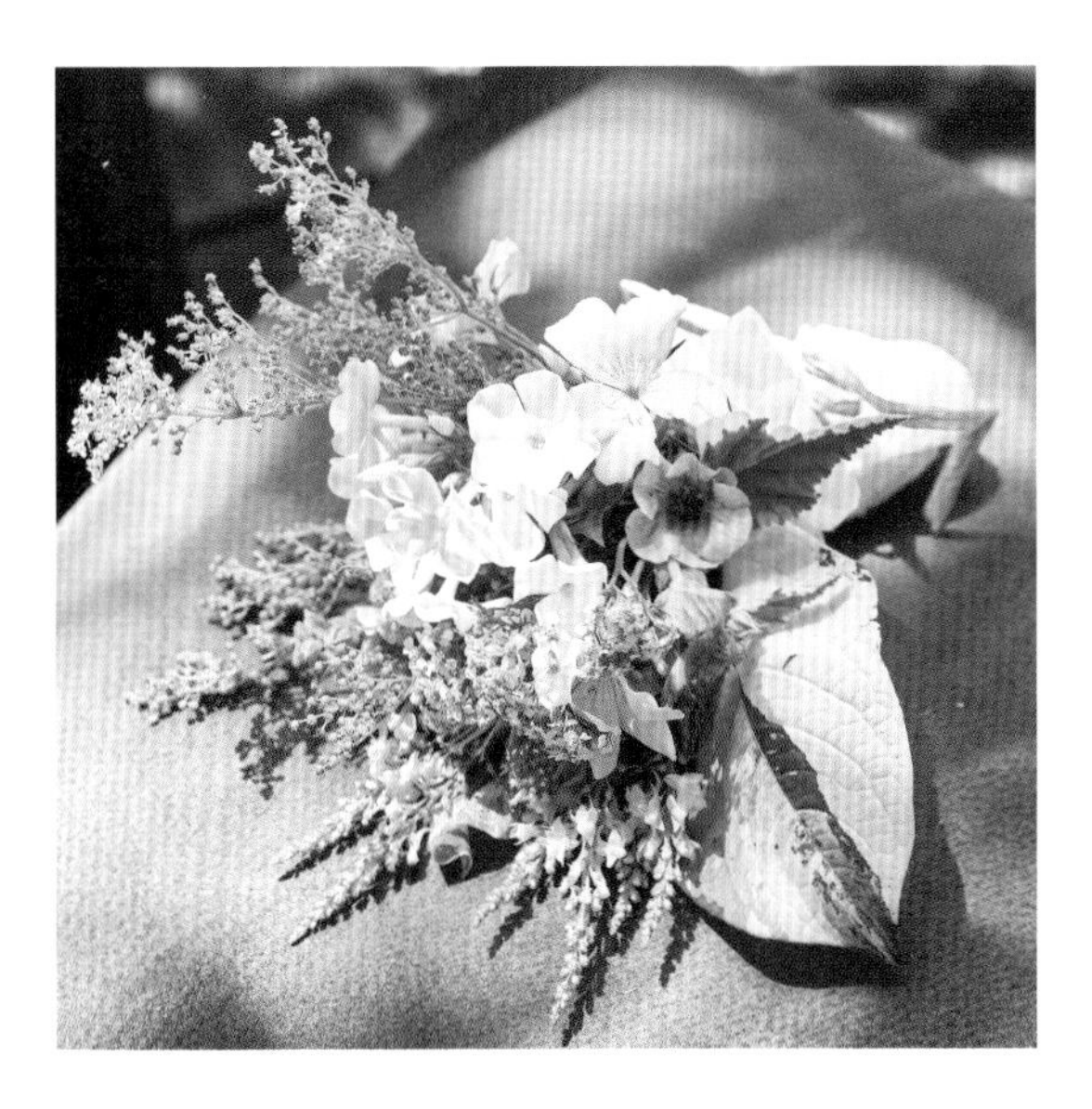

月の光を束ねて

白い花は月光に映える。ベルガモット、リナリア、アグロステンマ、フロックス、ヤロー。葉は斑入りのミズヒキソウとペパーミント。月光の中で曲を作り、木々の香る夜にギターを奏でてくれた音楽家に。59歳で旅立った彼を看取ったパートナーには、頬を染めたウスベニアオイの花一輪。清々しく薄荷が香る。

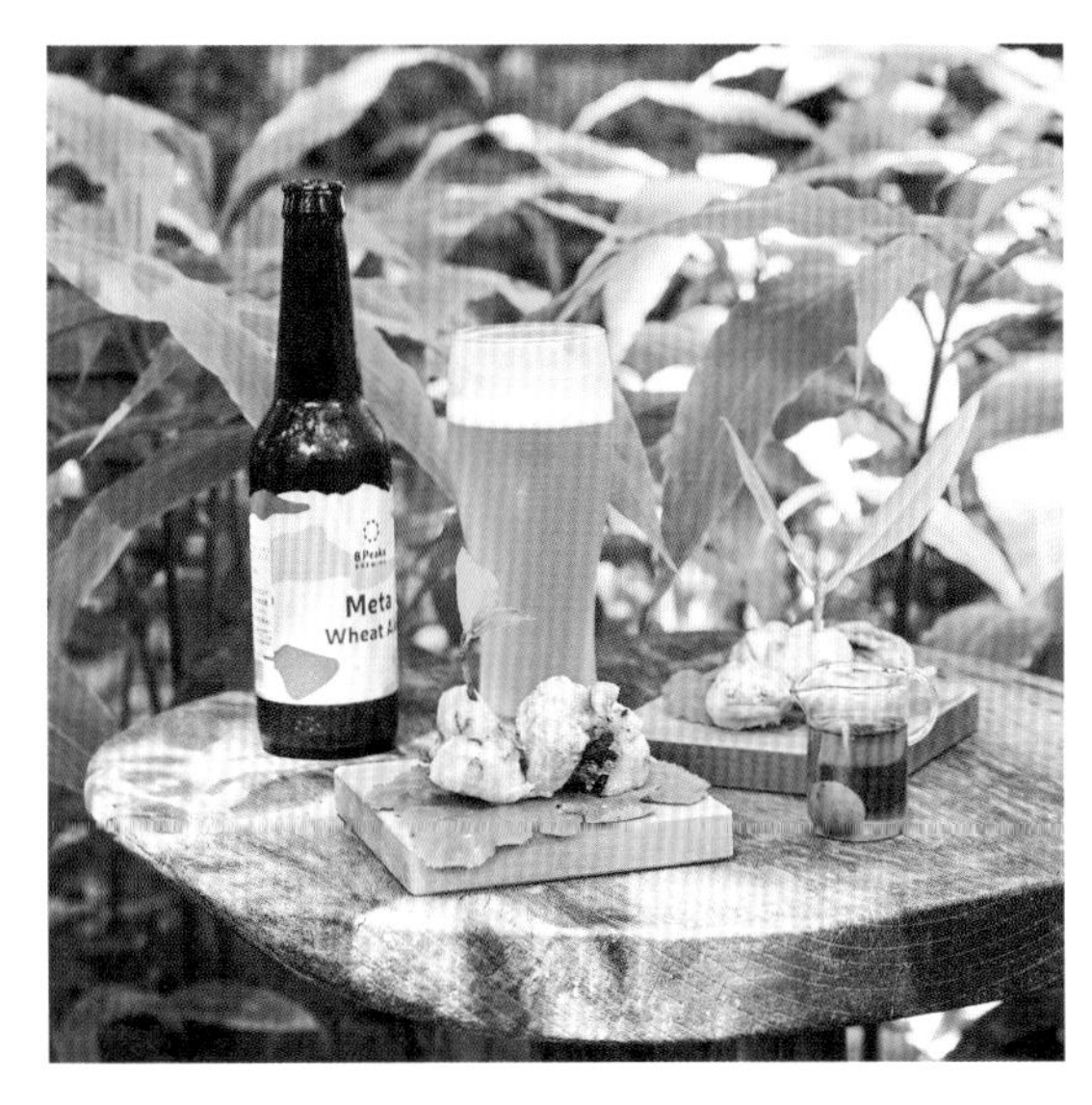

ちいさなごほうび

手もとにある野菜たちを小さく切る。片栗粉、薄力粉半々を炭酸水で溶いて、オレガノ、バジル、セージ、ローズマリーなどを刻んで衣に混ぜて、からりと揚げる。天ぷらではなく、今日はおしゃれにフリットと呼ぼう。塩を振って、フルーツビネガーをかけて、夕暮れビールで乾杯！　お疲れ様、今日もいっぱい働いたもの。

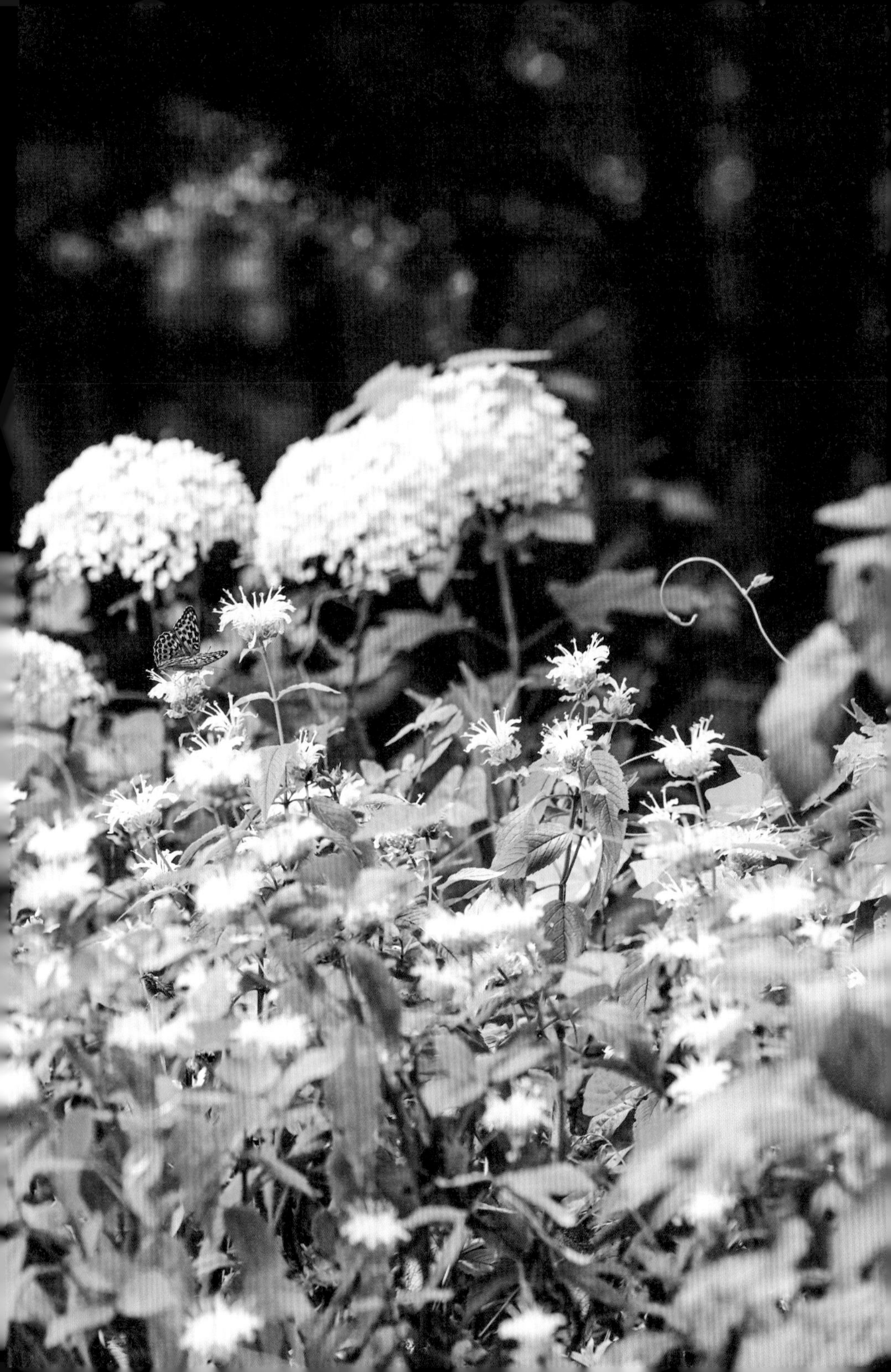

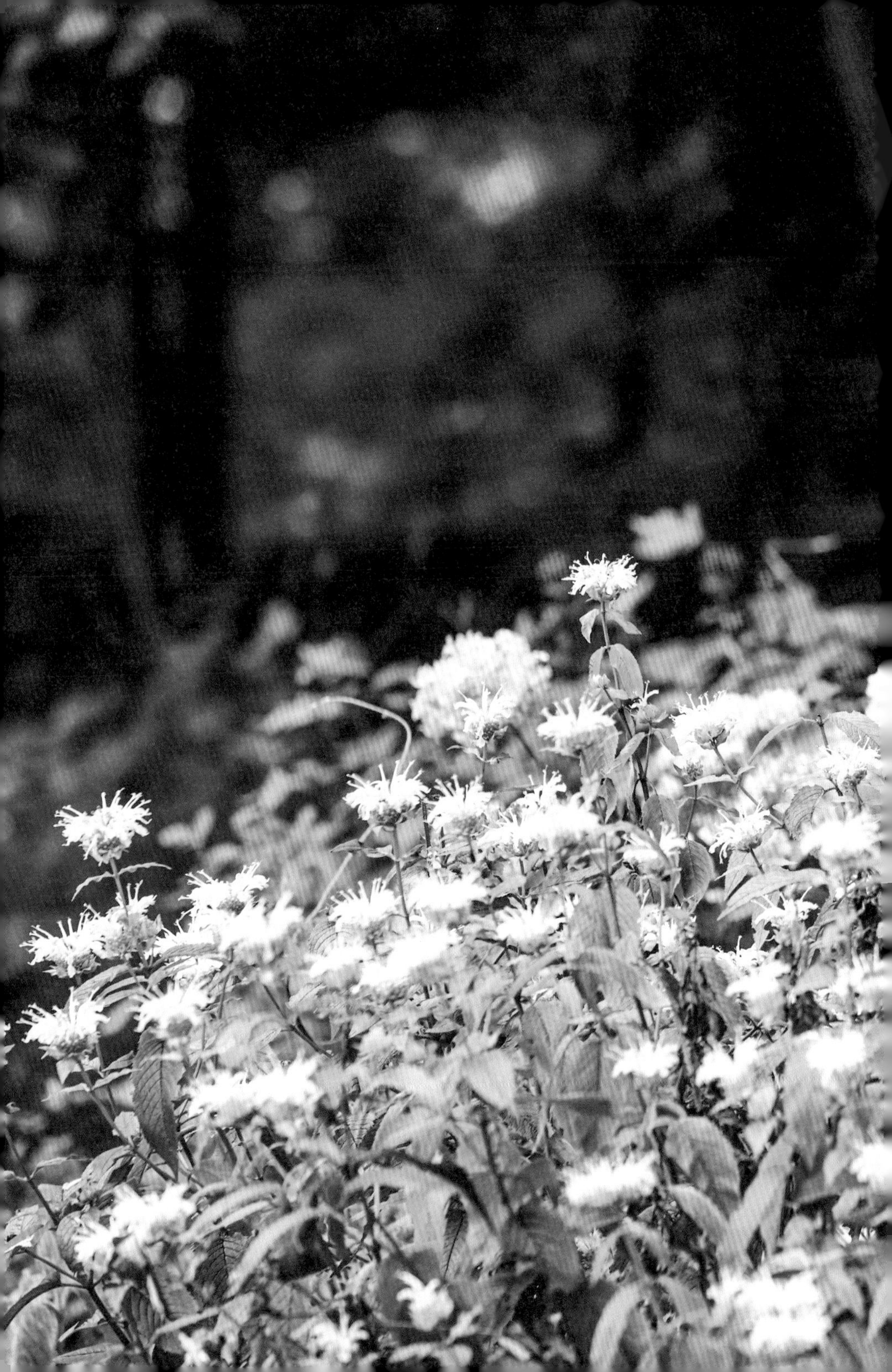

秋の一日に

　ポトン、ポトン。どんぐりが屋根に落ちる音がします。青いクルミの実は黄色に変わりました。お腹の白い、見馴れぬリスが林にやってきました。いつものアリス、モリス、イリスとは違うようです。親しげで陽気にふるまう姿が「お久しぶり！」と言っているように見えたので、「ブリッス」と名付けました。

　風が少しずつ冷たくなりました。東側の庭では、桃色のツリフネソウと赤い花のミズヒキソウがいっぱいに咲いています。なかなか花をつけないミョウガの葉はつやつやと繁り、雨の日も静かで美しい佇まいです。ここを住処と決めた植物たちの自由な姿は、巧まぬ庭の醍醐味です。

　木戸のホップが小屋を覆うほどになりました。駐車場から歩いてくるお客様の目に必ずとまる風景ですが、ここは裏口なので声をかけられると少々慌てたりもします。今年のホップの苞は小さめだけれど、ポプリやスリープピローの材料には申し分なく、マジョラムやレモンバーム、ラベンダーと合わせたら、夢の神・モルフェウスのお出ましは疑うべく

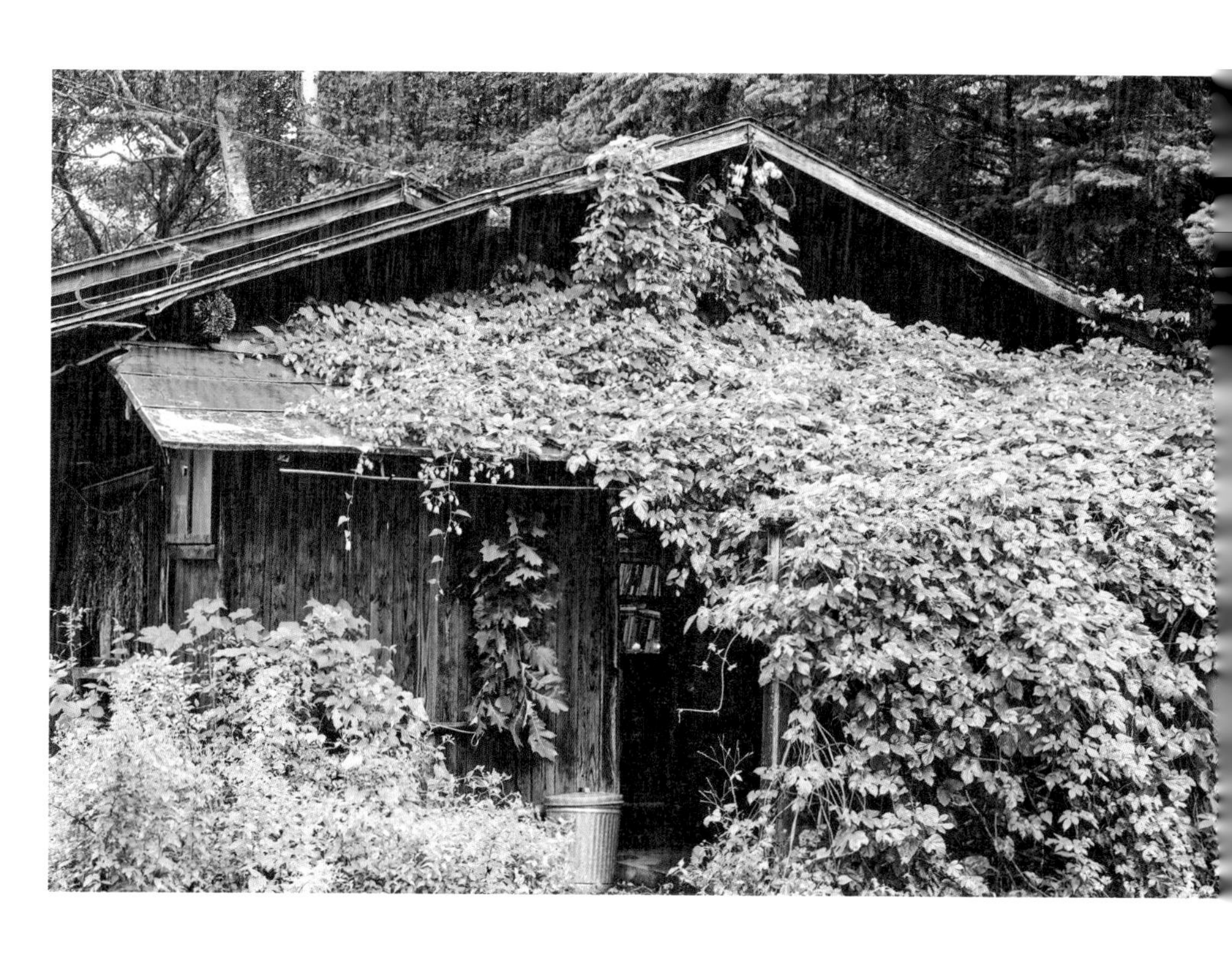

もありません。

お便りを戴きました。差出人は私の知る人ではなく、そのご家族のお名前でした。もしやと封を切ると、知人の優しい笑顔と旅立ちの知らせがありました。お父様とのご縁で知り合った方でしたから、初めから親しみを感じていました。私の不在の折にはスタッフにペンを借りて、その場でメッセージを残してくれるような、まっすぐな人柄が好きでした。

何度もお会いしたわけではないけれど、会話はいつも心地よいもので、いつかゆっくりとお話ししたいと思っていました。それは叶わなかったけれど、思い起こせば数少ない時間でもかけがえのない、心に残るものでした。「いつか」ではない、「今」を大切に重ねたほうが、人生は豊かになりそうです。

おいしい草を

　雨が降り続き、庭のハーブは傷んだり消えたりした。残った緑たちは、仲間を守るようにいっそう香り立つ。マザー・グースの唄のように、パセリ、セージ、ローズマリーにタイム。オレガノやブッシュバジルを加えて。摘むたびに空気は甘く、束ねれば清々しい。疲れたあなたのための緑。

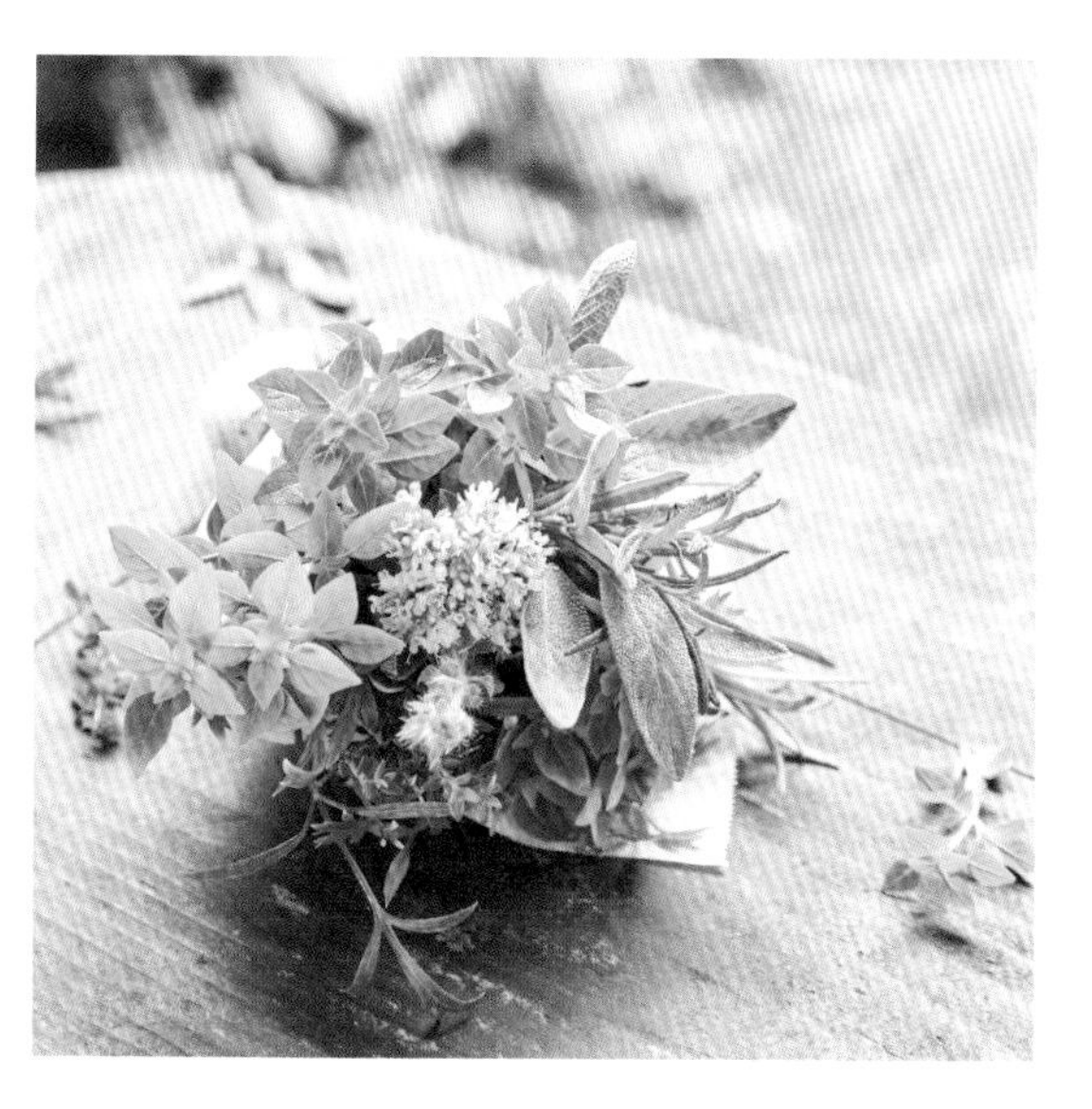

実りのスープ

　ずっと作ってきたスープ。食べた人はみんな温まってきれいになる。ベースは玉ねぎ、ジャガイモ、大麦など。時々は冷凍したトウモロコシ、サツマイモに栗も。固形ブイヨンでもちゃんと美味しい。特別なのはりんごとクルミを入れること。しわしわになったりんごやジャガイモだって役に立つ、秋から春までの私の献立。

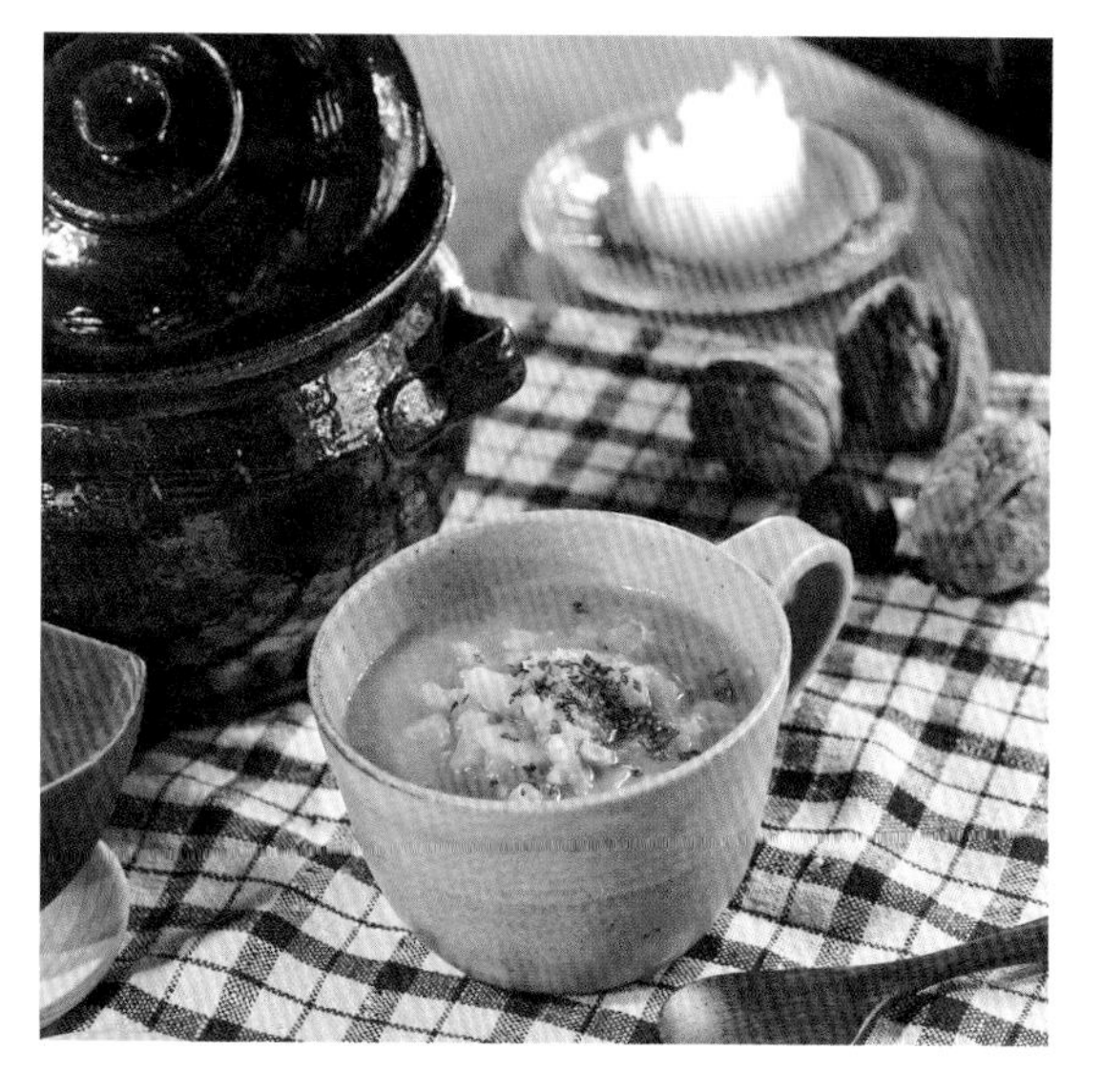

夢の続き

ここでは秋は駆け足で冬を連れてきて、春はゆっくりのんびりやってきます。最初に秋を感じるのは、カツラの木から漂うキャラメルソースの香りです。続いて木の葉がはらはらと舞い始めます。若い頃に読んだフランスの詩の中にある「君は好きか、落ち葉踏む足音を」というフレーズが気に入っていました。小道の端に集まった葉を踏んで歩くのが、ちょっとした楽しみです。

生まれて初めて、リスがクルミをかじる音を聞きました。シャリシャリシャリ、耳を澄ませばやっと気がつくほどの可愛らしい音です。木の枝で一心不乱のその姿は、お日様の光の中で絵本の1ページのようでした。

今日は球根たちを土の中に埋めました。「夢見つつ深く植えよ」は、いつも胸の奥にある大切な言葉です。もうすぐ枯れ葉と白い雪のブランケットが厚く掛かると、庭はゆっくりと眠りについてたくさんの夢を見るでしょう。

若い頃、英国ノーフォーク州にあるラベンダーファームを訪ねました。

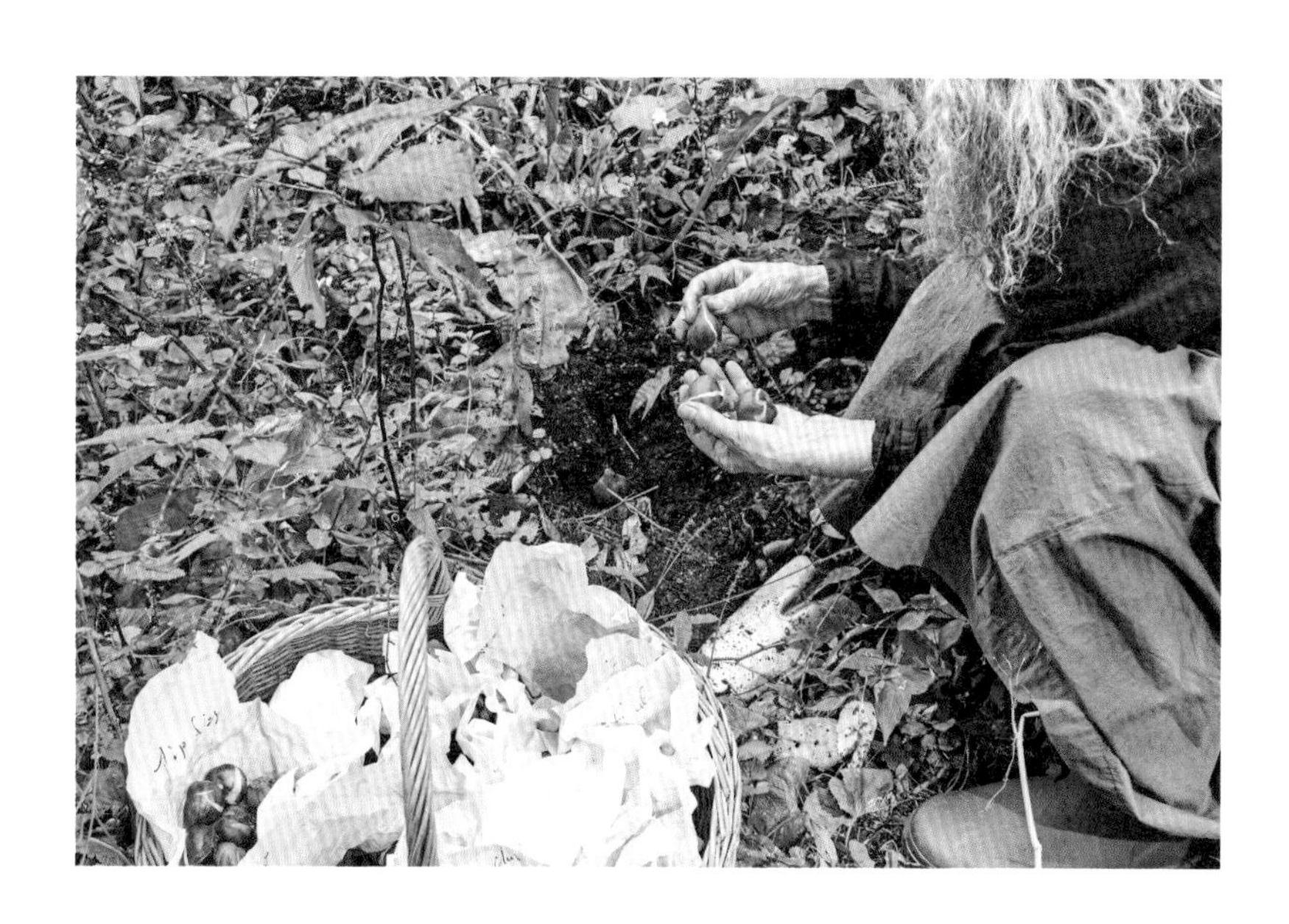

一面紫色の花畑の片隅に、ラベンダーの赤ちゃんがポツンポツンと顔を出しています。聞けば直播きの種から発芽するのはほんのひと握り、それも毎年必ず出るものでもないということでした。

図書館のワークショップはもう20年以上続いています。小さな花壇でハーブを育て、その楽しみを共に味わう講座です。プランターに植えたラベンダーの脇から実生の双葉を見つけた時は、ノーフォークで見た景色を思い出してどきどきしました。意図して播いたのではないこぼれ種でしたから、より感慨深くもありました。大切にポットに移して、緑の指を持つ「長老」のメンバーにひと冬を託しました。見守ってくれた彼女も今は空の住人ですが、その苗たちはすっかり大きくなって、ふさふさと香っています。夢見つつ慈しんだものは、時を得てまた生まれ巡ります。

今日は渋めに

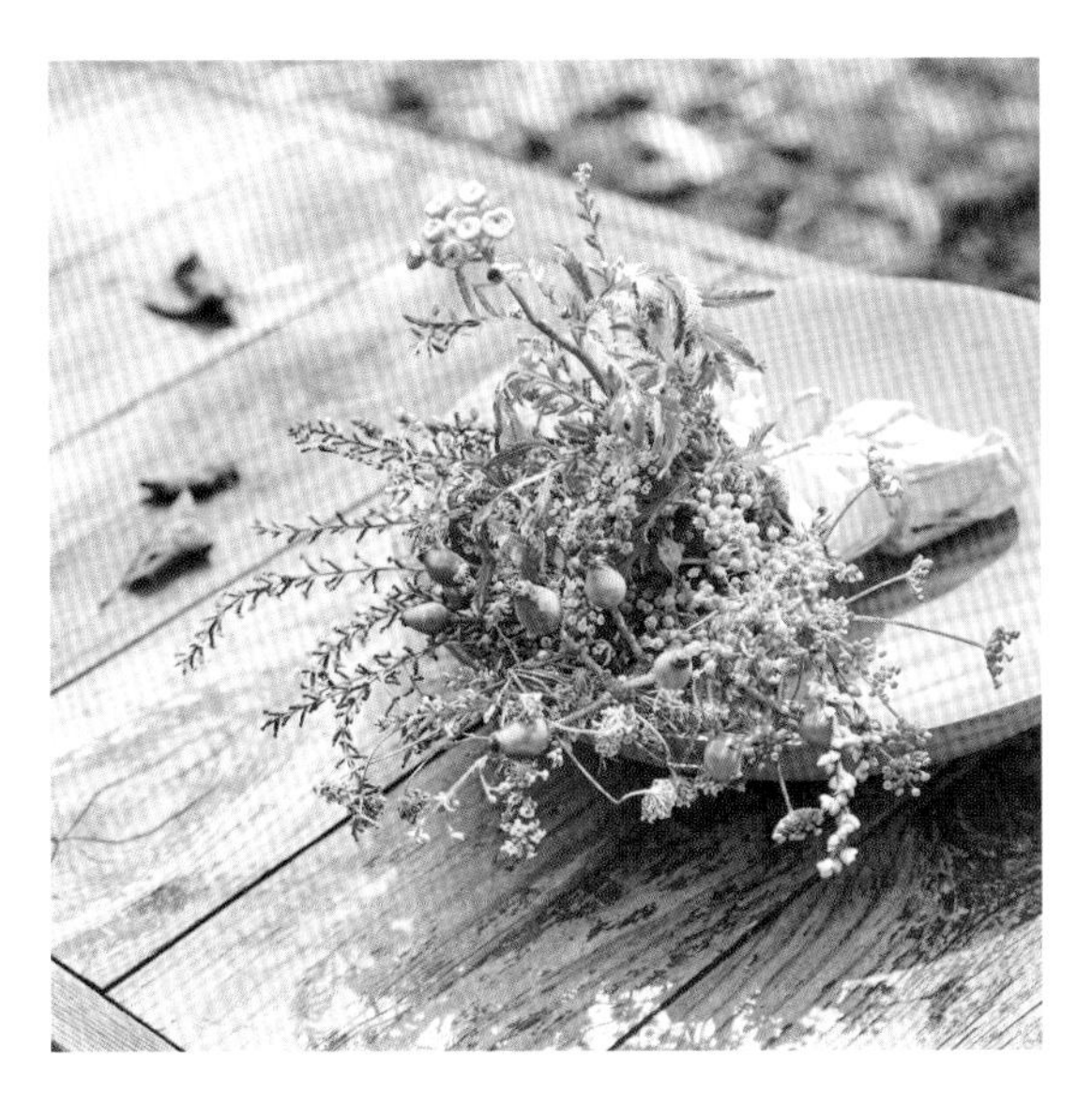

花の終わったレモンバーベナとブロンズフェンネルを図書館の花壇から戴いた。どちらも地味で美しい。うちの庭からはタデの花穂、ローズヒップ。黄色の丸い花をつけたタンジー、別名はビターボタン。虫除けとコンポストにもなるこのハーブは、青い精油タナセタムの仲間でもある。すっきりとした香りは大人の花束。

眠りのポプリを

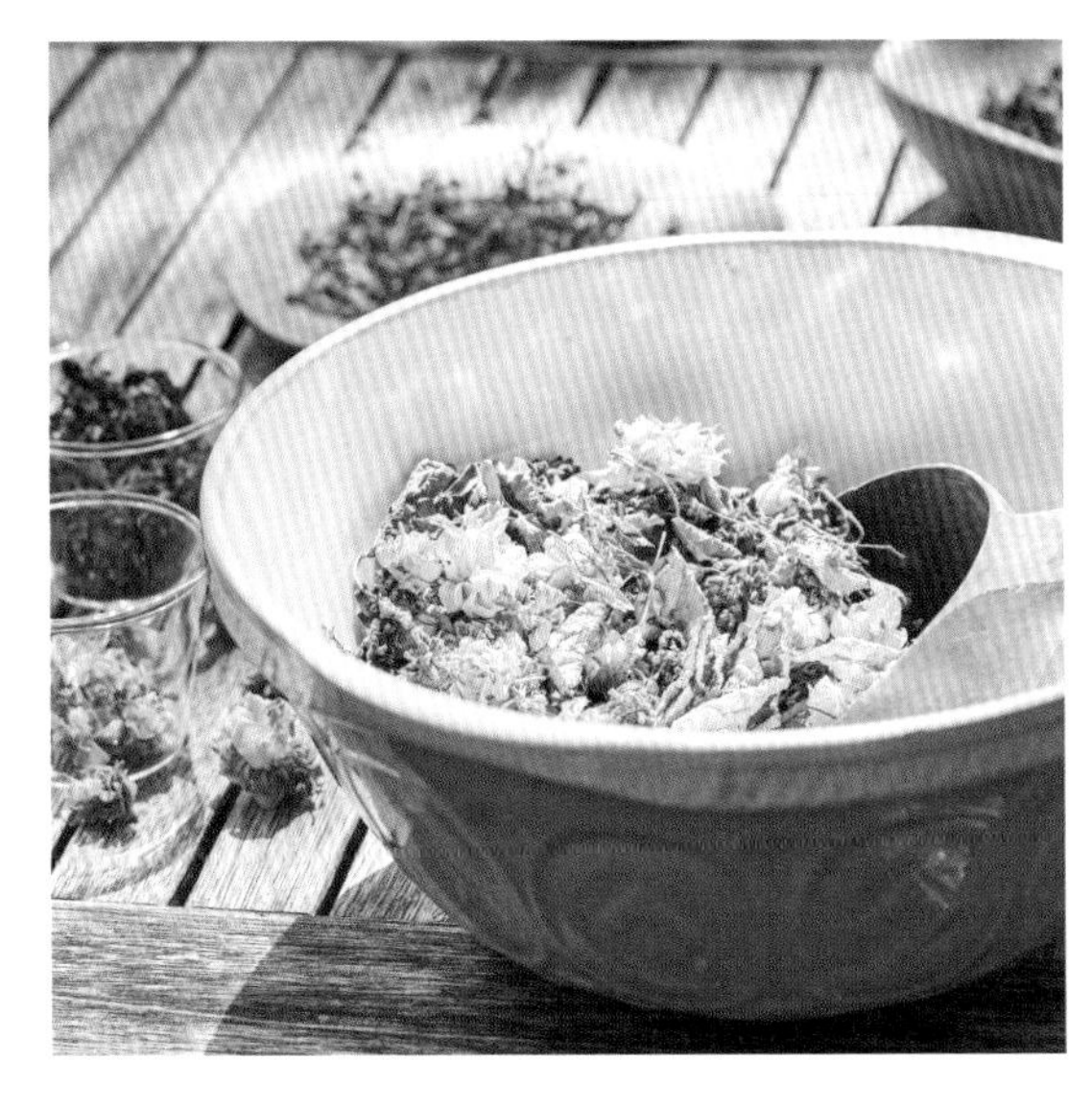

きれいに乾いた青いホップ、紫色のラベンダー、レモンバームにマジョラム。どれも心を鎮め穏やかにする。さっくりと混ぜ合わせて、顔を寄せればいつまでもかいでいたくなる。袋に詰めよう、サシェに枕に。あなたにひとつ、私にひとつ。夏の日と秋の日を抱きしめた美しい花と草。この冬を幸せにする甘い夢を運ぶ。

香りを繋いで

木々の葉が全て落ちて、地を厚く覆います。すっきりとした枝は天へと向かい、空は広くなりました。家の庭は栗の葉の海です。明け方の西の空に大きな丸い月が浮かんで、窓から白い光が差しこみます。眠りこけている黒猫に、きれいだよとそっと囁きました。

ショップの庭にモミジやハナノキの紅い葉のブランケットを掛けました。雪が降るまでの華やぎが生まれます。美しい落葉を集めるのも、冬の初めの楽しみの作業です。温室を持たない私たちは、越冬できない植物たちを手分けして持ち帰り、それぞれの家で保護します。まるで緑の庭の一部がやってきたようで、少しだけ嬉しいことなのです。

小道を歩いてモミやイチイの枝を集めます。一本の樹からひと枝ずつ目立たぬように切るのが私のきまりです。小鳥の歌を聴きながら、冬の匂いの中を戻ります。ときわ木を束ねてショップのあちこちに飾りました。

図書館の講座で、定番になったセンテッドビーズを作りました。古い外国の本に出ていた香りのビーズ。本もレシピもどこかに隠れてもう見

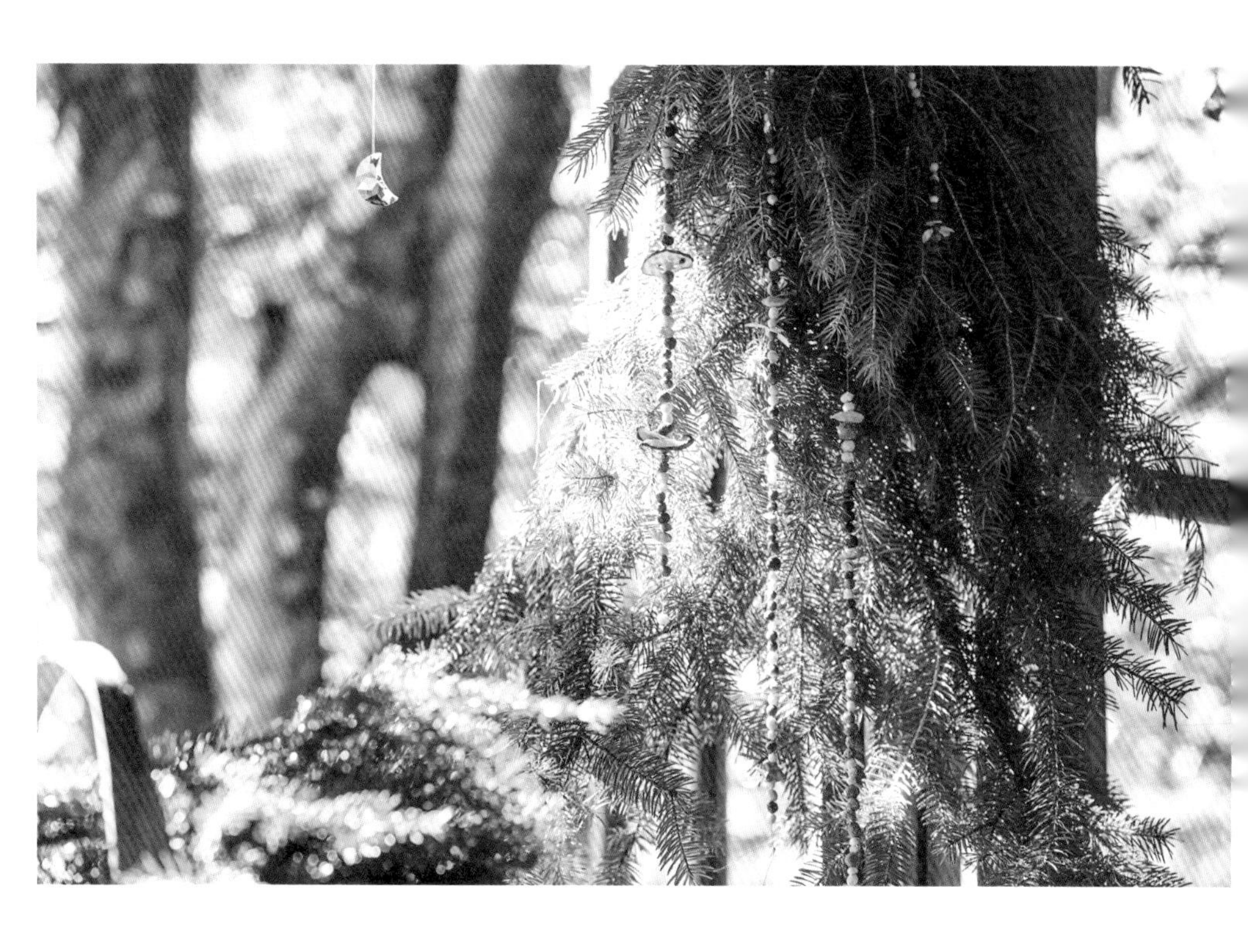

つかりません。手に入る材料で工夫するうちに、私のオリジナルになりました。乳香、没薬、安息香を粉にして小麦粉と塩を混ぜ、練って三等分。ラベンダー、赤バラ、オレンジの皮も粉にして、それぞれに加えて小さな玉を作ります。小りんごの干したもの、オールスパイス、ジュニパー、カルダモンも間に入れて針と糸で繋ぎます。

作ってみるとかなり楽しいものです。ネックレスのように長くして、壁や戸口、窓辺に吊しました。不思議な風合いがこの古い家によく似合います。今日も橙色のローソクを点し、静かに香りを漂わせ、いらっしゃる方を待つ薬草店です。もうすぐ白い世界が始まり、その次は春。どうぞ恙無(つつが)くお健やかに。良いお年を、よい日々を。

12月の精霊たちへ

雨の降る前に、くるりと草の輪を作る。マートル、レモンマートル、ローレル、コモンセージ、ブラックセージ、ベルクガルテンセージ、ヒソップ、ローズマリー、ルー。緑が匂い立ち、庭の記憶がまあるくなって。実は束ねて軒先へ。アロニア、バラの実、コムラサキ、ズミ。凍る日の小鳥たちへささやかな糧を。

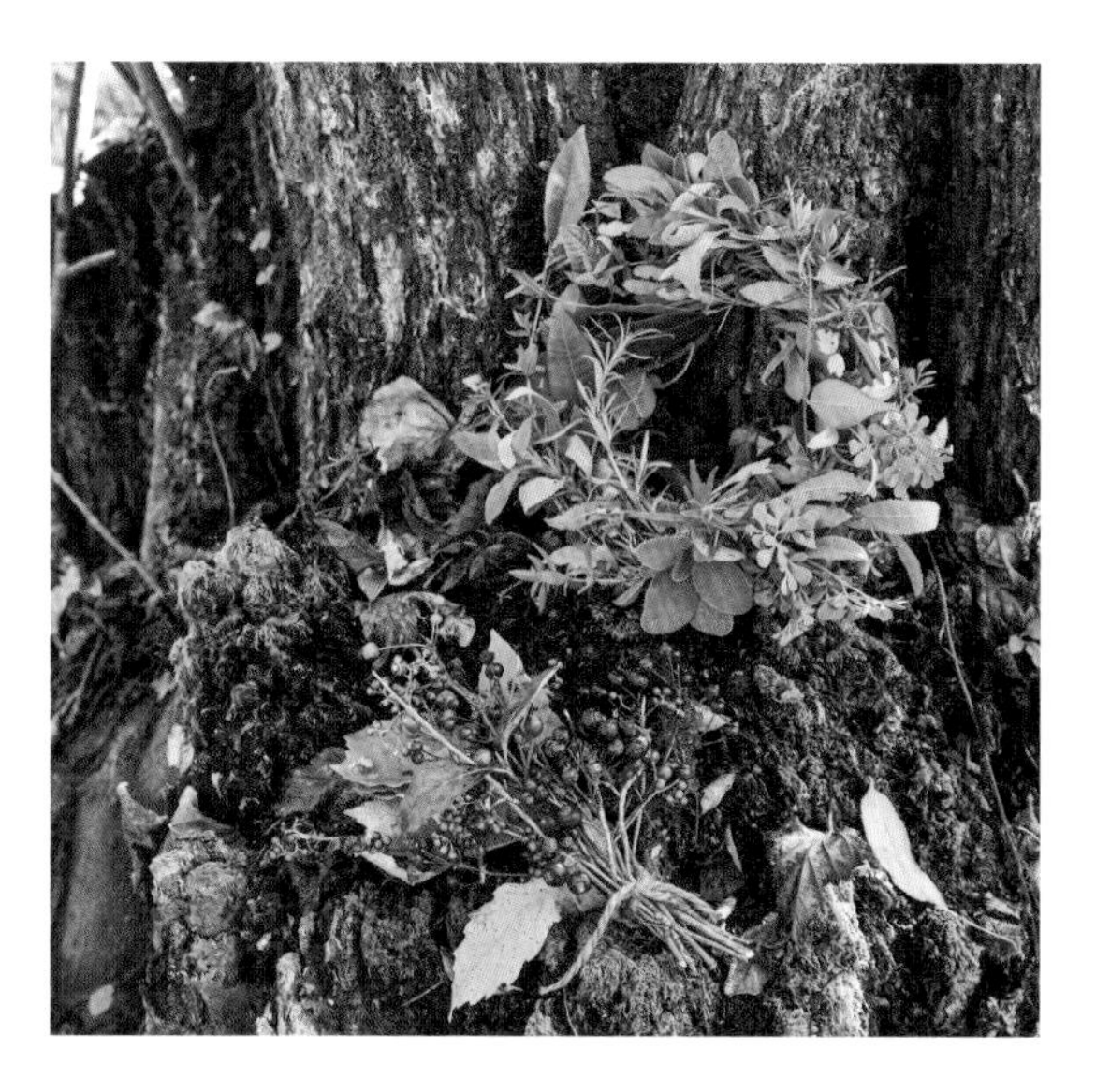

暖かく、温かく

大病をした友が絶賛した入浴剤は、ホーリーバジルをざくざくと切ってしっかり煮出したもの。すごーく温まるのよ、と夢見るよう。分けてもらった束にレモングラス、ラベンダー、ポットマリーゴールドを加えて、見た目も香りもひと工夫。大きな袋に入れて、煮出さずにお湯にどっぷりと。揉むたびにお日様がやってくる!

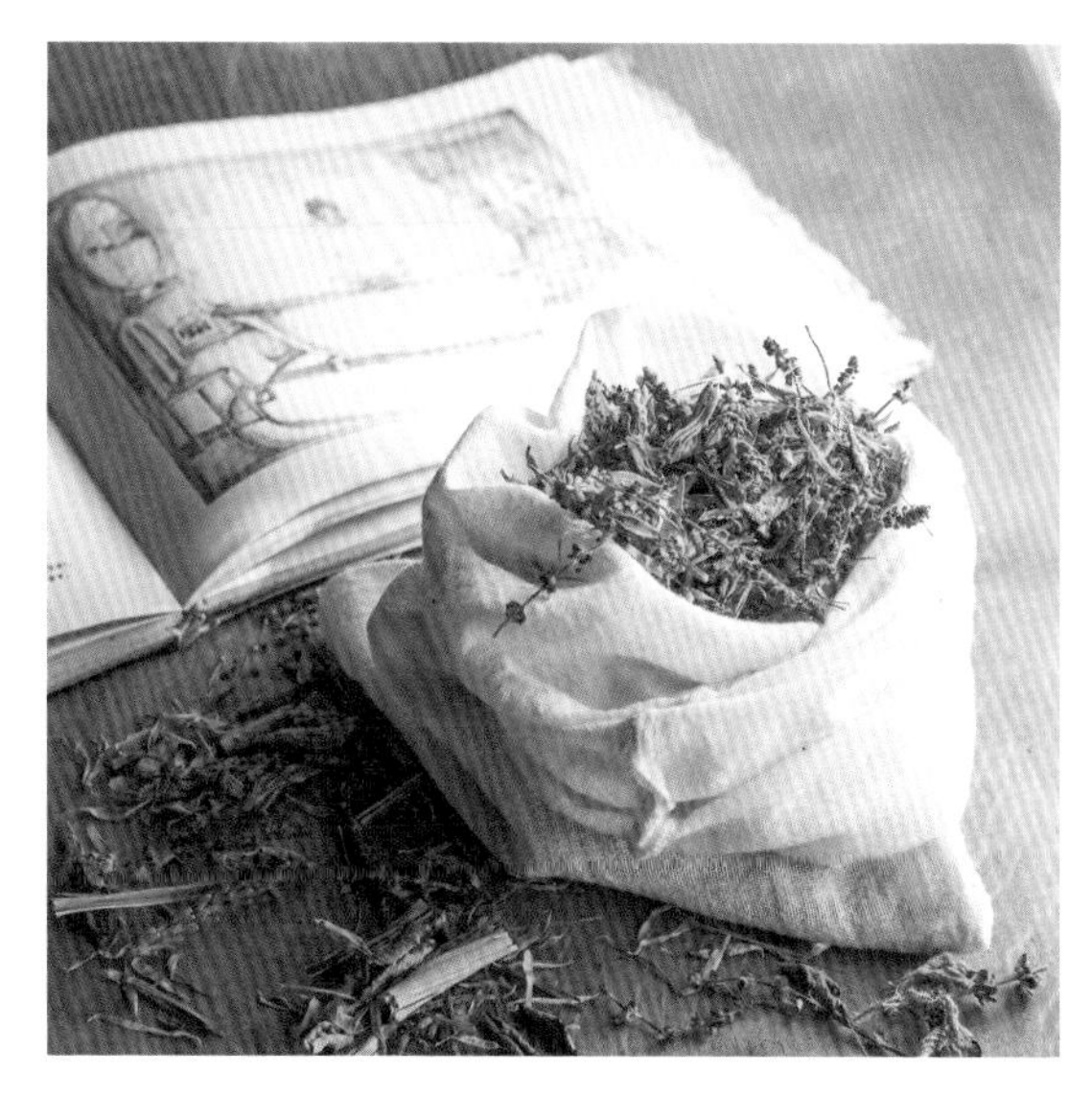

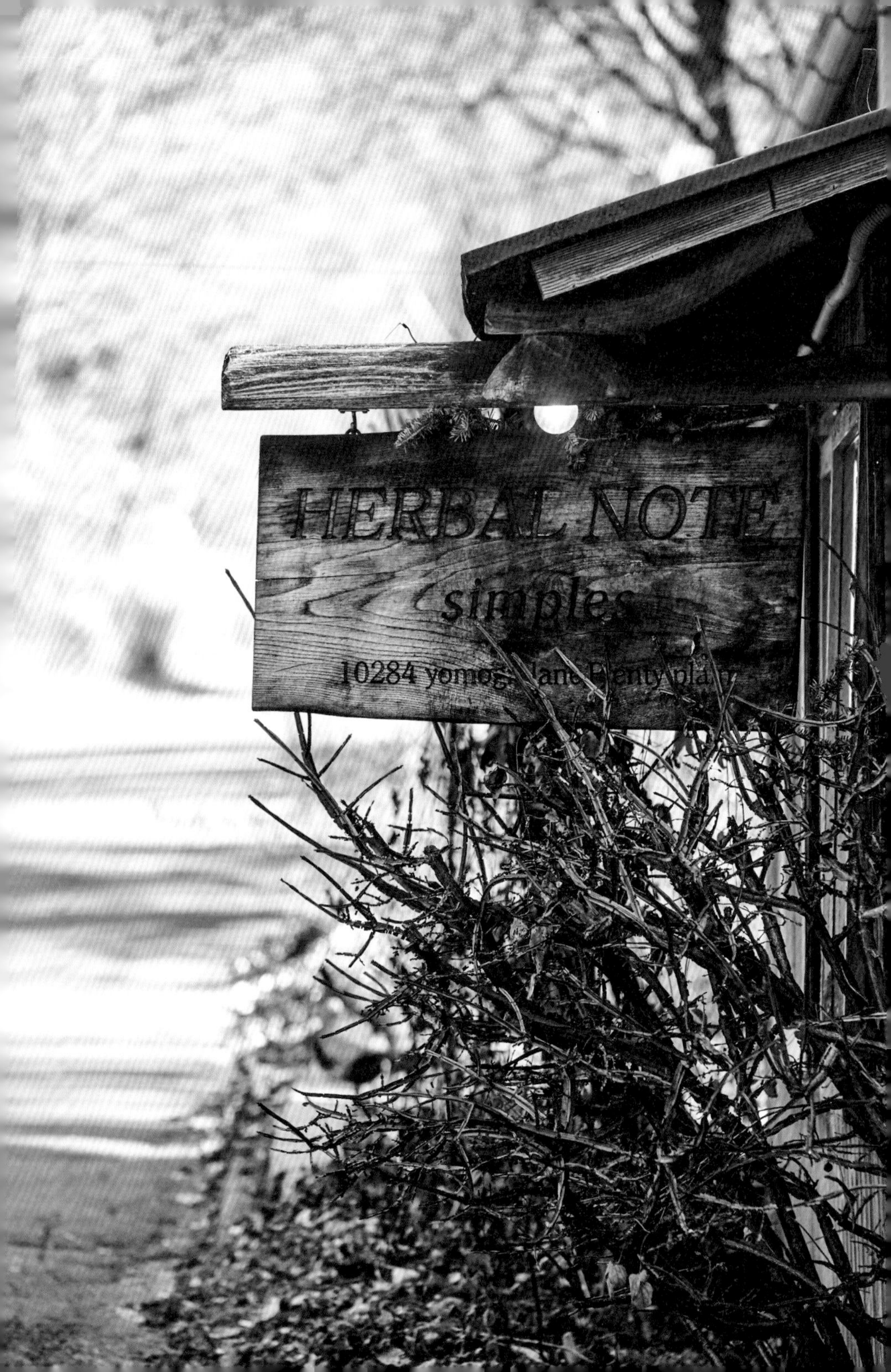
HERBAL NOTE
simples

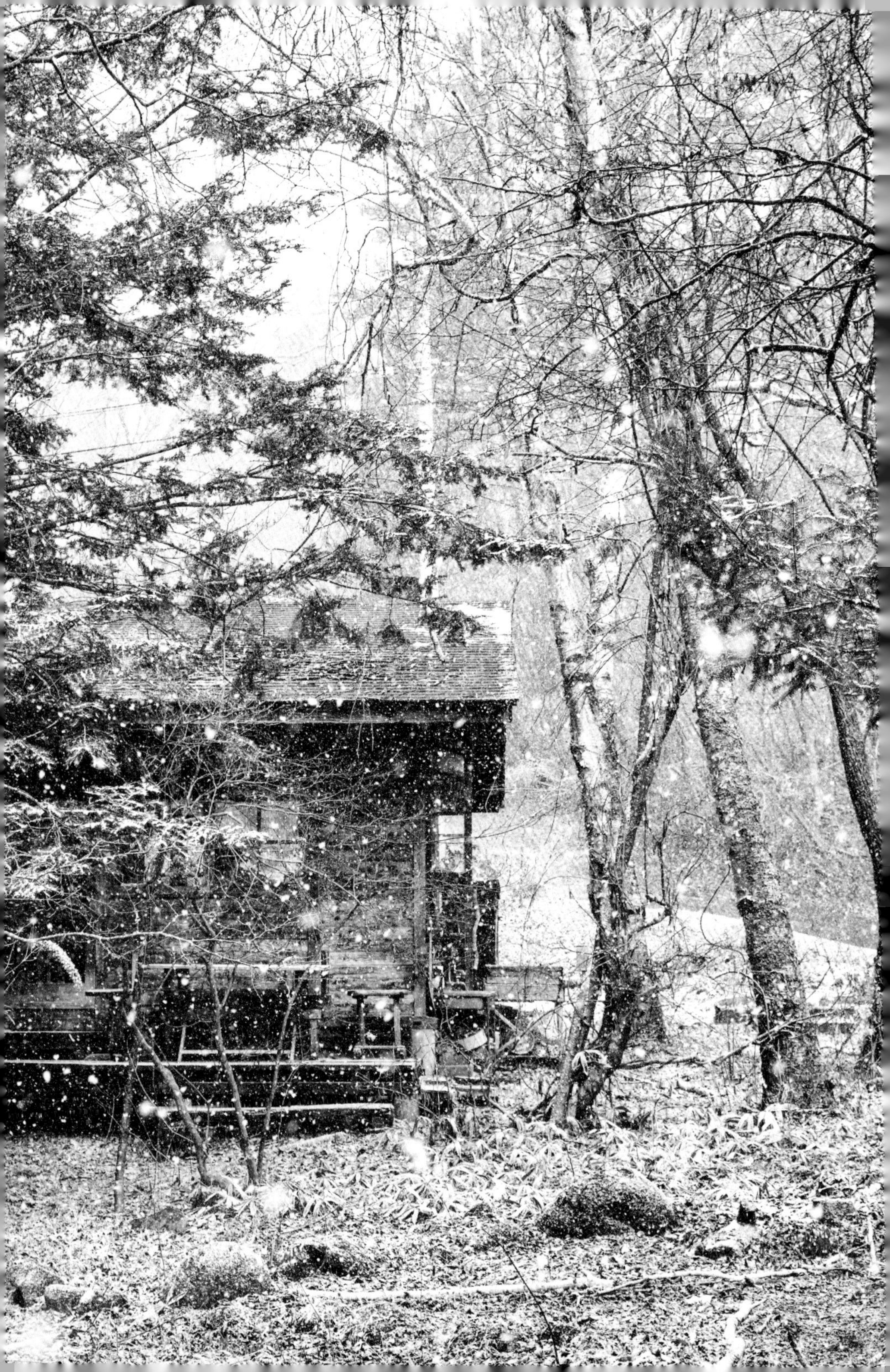

明日の旅は

厚いコートを着て、スカーフをぐるぐる巻いてショップへの小道を通います。見上げると、木々たちも厳しい冬に備えて花芽をしっかりと守っています。目を惹くのはモクレンの銀ねず色のコート。ふかふかと毛皮のよう。ダンコウバイの蕾は丸く固くて、完璧な防寒着です。これなら雪もみぞれも大丈夫。高地に生きるものそれぞれが、身に合った工夫で春を待ちます。

庭で染めたジャーマンカモミールの毛糸で、ティーコージー（お茶帽子）を編んでもらいました。これがあれば、お茶はしばらくの間あつあつです。今日は頬を膨らませた、太ったリスの描かれたカップを選びました。窓から差し込む光と共に心も温まります。膝掛けにレッグウォーマー、腹巻き、湯たんぽと、寒い日々が楽しくなる小物たちも揃えました。

遠くに出掛けることがなくなって、植物を巡る旅を懐かしく思い出します。いつも香（かぐわ）しい風と光に満ちていました。

フランスのコルシカ島では、小さな蒸留器を持つおじいさんと草原で

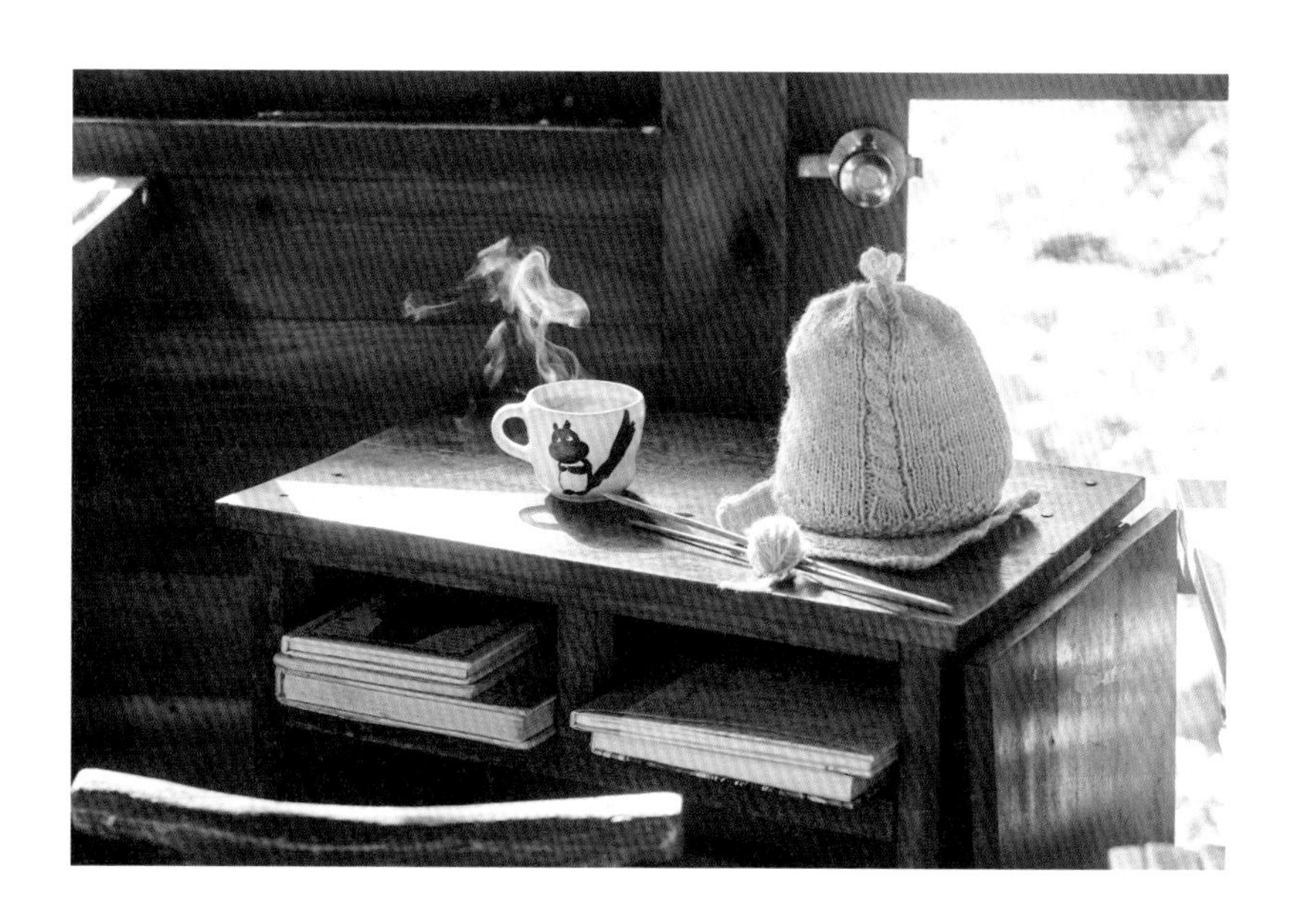

薬草を手に話しました。彼の厳めしい顔が時折緩み、笑みがこぼれます。ドイツの国立公園では、ボランティアガイドの元小学校の先生と広い野原を散策して、彼の美しい庭も訪ねました。彼らの話す言葉はフランス語やドイツ語とそれぞれに違ったけれど、心の通った楽しい会話ができました。それは「植物学名」という共通のことばがあったからです。以前、『ハーブの図鑑』を書きました。インターネットの普及する前のこと、内外の書籍を頼りに学名を調べていましたから、旅ではそれがしっかりと役立ちました。

本の中にも、日常の暮らしの中にも、小さな旅は見つかるでしょう。自分の使える「ことば」をポケットに入れて温めておけば、いつでも楽しい、新しい旅に出掛ける用意は万端です。

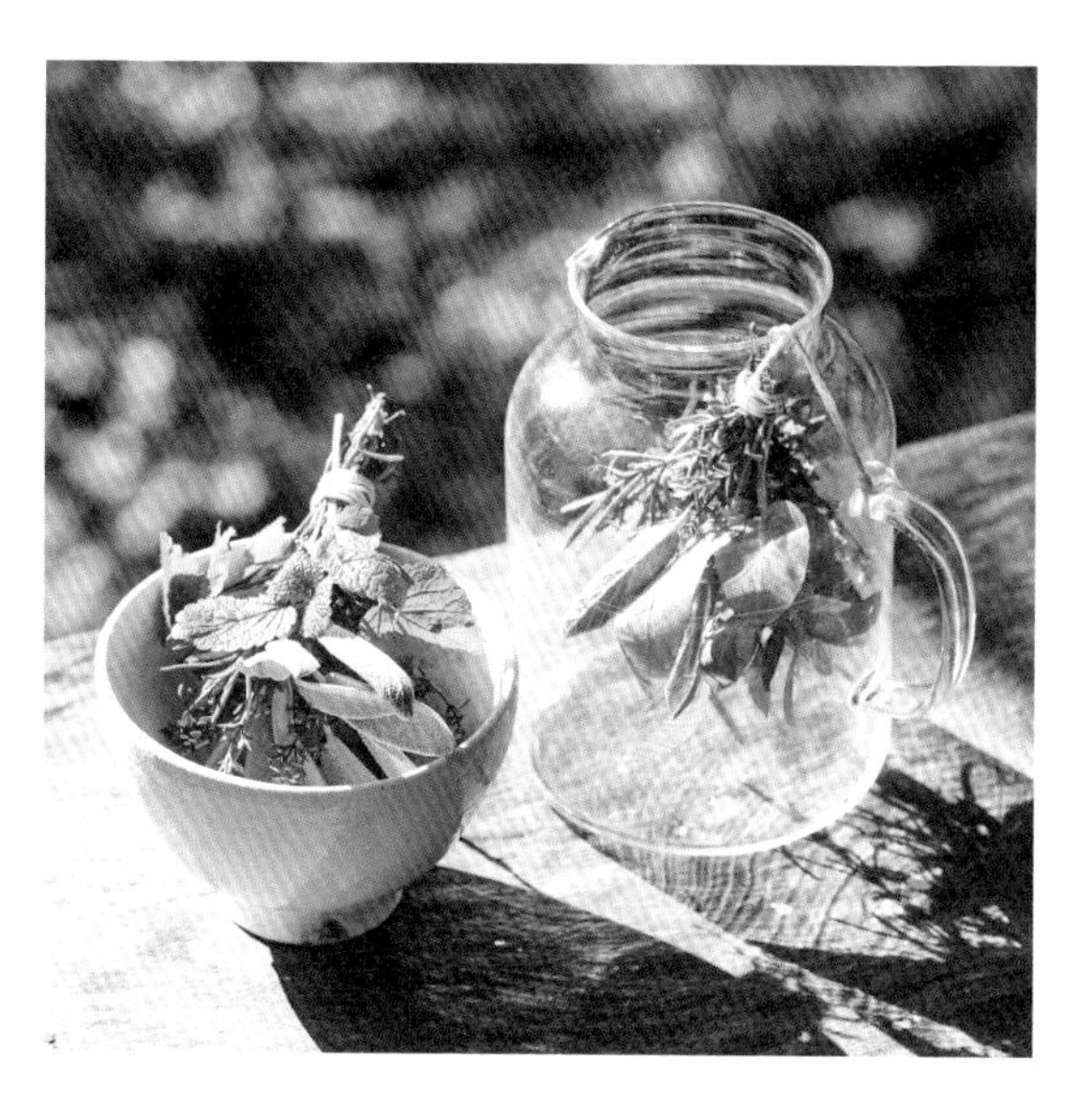

ふたつ束ねて

雨の降る前の庭で、喉のための薬を摘んだ。コモンタイム、ヒソップ、セージ、ローズマリー。お茶には優しいレモンバームを入れて、吸入用にはユーカリ・グロブルスを加えた。どちらにも熱いお湯を差せば、立ち上る湯気と溶けた香りが喉を潤す。新しい年は健やかに楽しく、麗しい声でごきげんようと言うために。

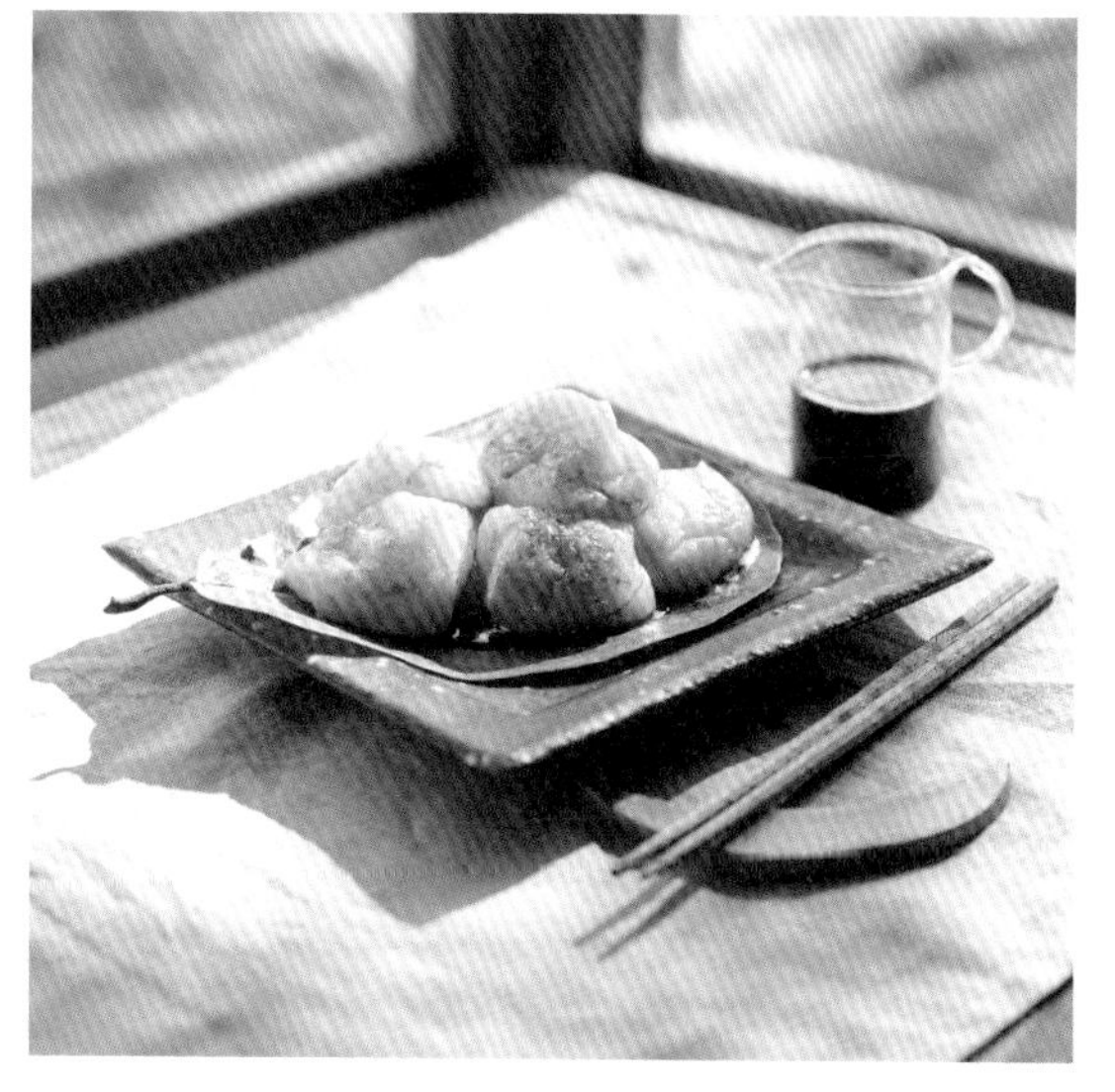

食べ過ぎに気をつけて

小さめに切って焼いたお餅にバターをからめて、メープルシロップと醤油を半々ずつさらにからめる。祖母や母がよく作ってくれた揚げ餅も懐かしいけれど、私はこの調味料のトリオを愛してやまない。お餅は太ると人は言う。それでもこの美味しさには誰も勝てない。お正月のお餅が残っていたら、ぜひお試しを。

草の栞 5

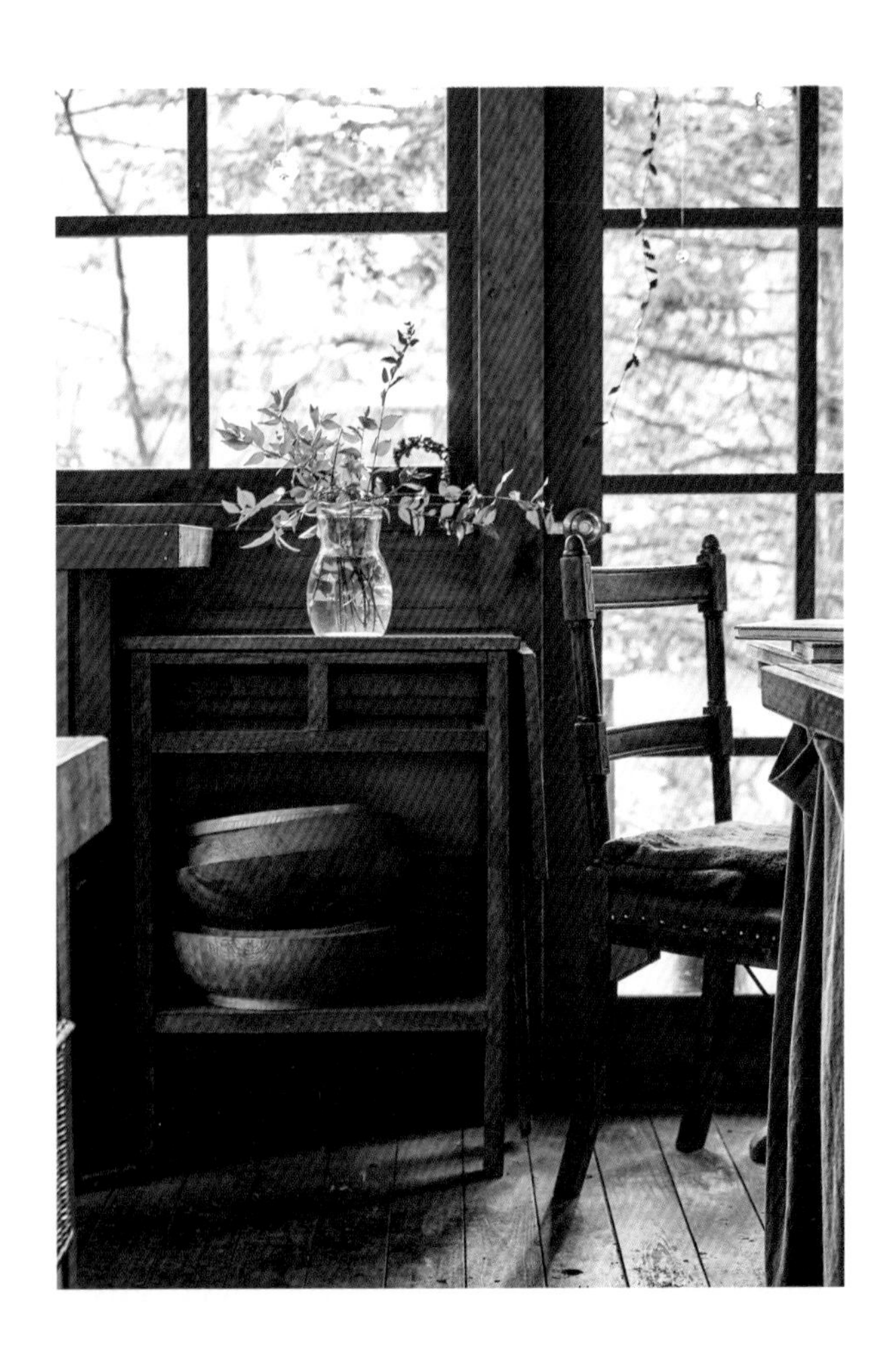

物語の中へ

信州に移り住んだ頃、家に車は一台だけでしたから、私と小さな子供たちの行動範囲はとても狭いものでした。街にはまだ図書館はなく、楽しげに音楽を鳴らしてやってくる移動図書館車は、大きな楽しみと世の中との接点を運んでくれました。道端に停まり、ぎっしりと本を積んだ「本屋さん」の大きな扉がぱーっと開くと、もう嬉しくてたまりません。自分の軽自動車に乗って街の小さな書店に通うのは、もう少し先のことです。

薬草店を開いてから、まだ知識も経験も足りないと思い至り、もっと植物たちのことを知って彼らに近づきたいと考えるようになりました。海外の出版物はなかなか手に入りませんし、分厚い専門書は高価でしたが、エイッと心を決めて気になるものはとにかく買うことにしました。

たくさんの本を読むうちに好奇心はさらに膨らみ、ハーブたちのふるさとヨーロッパに行きたいと、時間とお金を工面して何度も海を渡りました。その土地の植物に触れる喜びはとても大きくて、観光は二の次でしたが、都市にも田舎にも必ずある書店は通り過ぎることができませんでした。私が欲しい本のほとんどは、平積みで置かれた中にはありません。背表紙だけをこちらに向けて静かに並んだ中から望みのものを探し出す嗅覚を、なぜか私は持っているようでした。通りに並ぶ露店のマーケットなどで、一般に流通していないようなその土地の薬草に関するローカルな小冊子を見つけると、小躍りしたものです。インターネットもないあの頃、出掛けて行って手に入れた愛しい本たちは、今の私をかたちづくっています。

夕暮れの雨に濡れる石畳、波の寄せる月夜の浜辺、朝もやの森の小道、裏通りの静かなバー。時にかかわらず、お財布の中身も気にせず、知らない場所や行くことのできない所へ行き、性別も歳も、命のうつわも関係なく、誰にでもなれる。植物や大気にさえもなることができる。小説や詩、エッセイ、ノンフィクションに限らず、図鑑や学術書の中にさえ、物語はいつでも流れています。本を読んでその中に入っていくことが、私にとっての一番の喜びです。

日々を重ねることで知った手触りや情景と、文字を読むことで生まれた想像が幾層にも重なって本から浮かび上がり、ふわりと匂い立ちます。この香りが次の物語を紡いでいったら、もっと面白そうです。

花と草との会話

寒い日が続きます。明け方は零下14度にもなりました。買いものに出た時は、日中でも零下４度でした。これほど寒いのは久しぶりのこと。住み始めた頃を思い出します。

ショップは北向きなので直射日光を受けず、薬草店には理想的ですが、建物の陰で入口は凍って、つるつるになります。スタッフはこまめに氷を砕き灰を撒いて安全を確保、標高１１００メートルの日常です。特に寒い日のうちの猫は、外の見回りをして朝食を食べると、さっさと一番暖かな部屋へと直行します。２階の窓から自分の領地を眺め、幸せな眠りの世界を旅します。

外は白い世界。もう庭にひとつの花もありません。雪をかき分ければ、レモンバームの小さな緑を見つけられるくらいです。スタッフの理恵さんが、直売所を廻って花を買ってきてくれました。テーブルに並べれば、花たちの秘やかな会話が聞こえてくるようです。

冬に花を買うようになったのは、今から20年前。つれあいを見送った

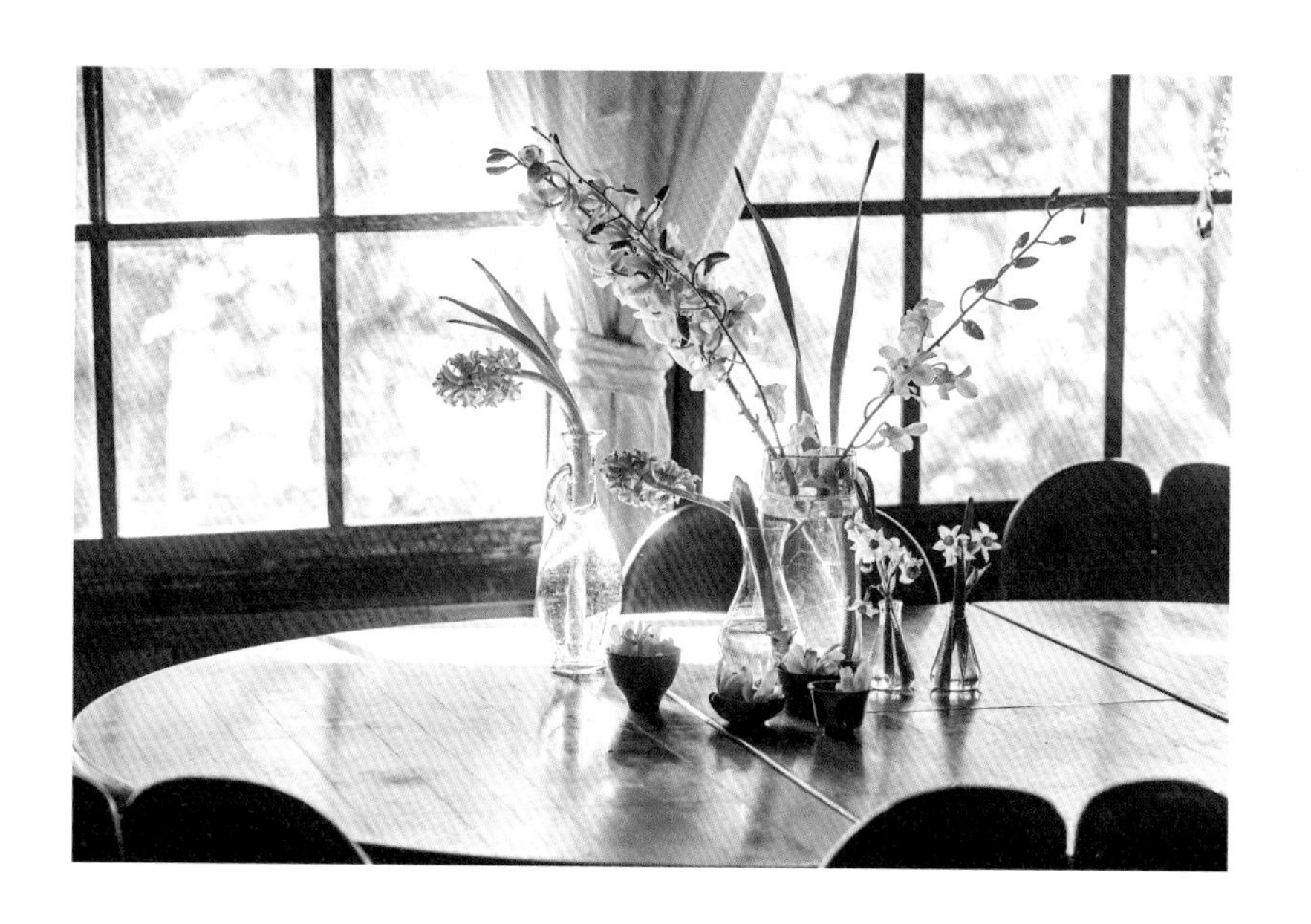

時からです。家中の器を出してきて、葬儀で飾られた花たちを種類別や色別に活けなおしました。枯れた花を摘んで水を替え、しばらくは植物の世話が私の日課でした。最後の蘭のひと花まで水に浮かべました。仕事に復帰した後、ショップから帰路に就き家の扉を開けると、花の香りが静かに動いて生きるものの息づかいを感じ、ふーっと息をつくと心が澄んでゆきました。それから、私は誰かのために小さな香りの花束を作るようになりました。贈られる方にも負担のないほどの小さな束が良かったのです。

もうすぐ直売所にはラナンキュラスが並びます。夢のように甘い色と姿の花です。育てたものも、野のものも、買ったものも、工夫をすれば植物たちは囁き始めます。花や草の気配が日常を取り戻すきっかけを生み、人を柔らかく抱くこともあります。

希望の蕾を

日の当たる窓ぎわで、鉢植えのレモンが蕾をつけた。まだ固くて丸いけれど、ガラス越しの光で少しずつふっくらとしてきた。柑橘類の花たちはどれも「ネロリ」と呼ぶ。トウオガタマ、オリーブの葉、戴いたエリカの白い花、レモンマートルと合わせて。この年の最初の花束をあなたに。ネロリの甘い香りは心を温めるというから。

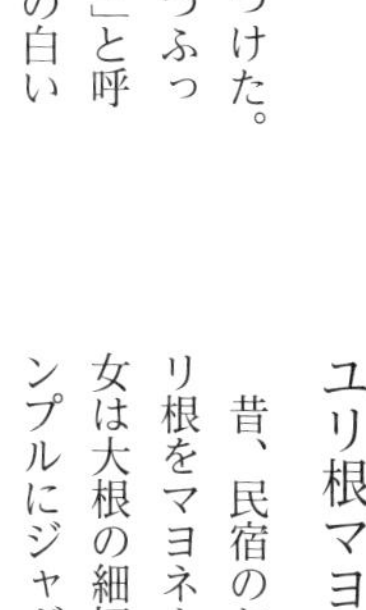

ユリ根マヨネーズ

昔、民宿のお母さんに教えてもらったもの。蒸したユリ根をマヨネーズで和えれば、控えめな甘さが美味。彼女は大根の細切りや小エビと合わせてご馳走に。私はシンプルにジャガイモに少々の塩こしょう。ユリ根に出会えるのは一年のうちのひとときのこと。今のうち、この大人のひと鉢を味わおう。

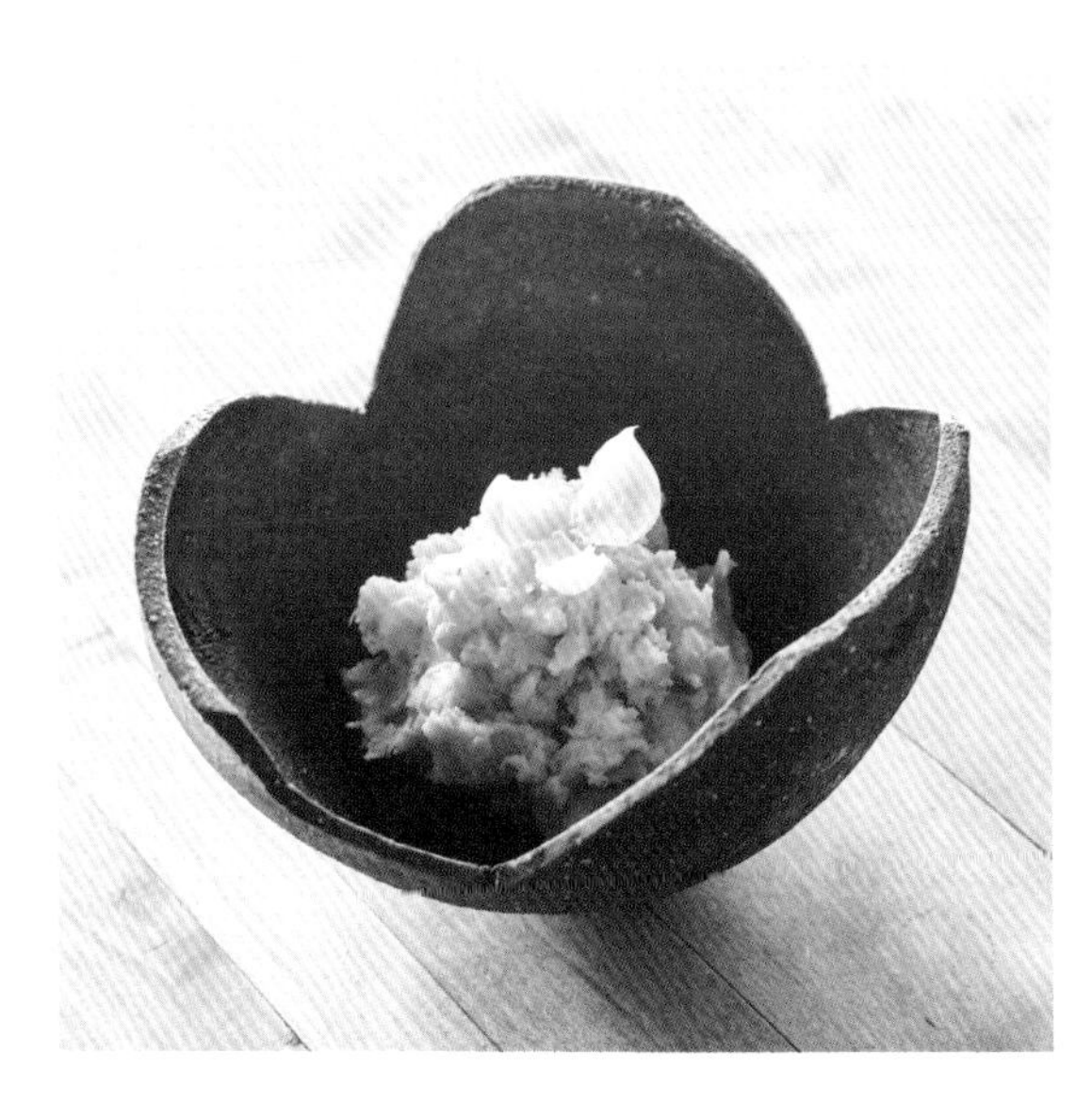

やわらかな風を待って

眩しいほどの雪景色です。今年はよく降りました。凍って解けて、また凍ってをくりかえして、私の歩く足取りもかなり用心深くなります。長いつららからは、水滴がぽとぽとと落ちます。春の兆しも見えてきました。

蓼科の別荘を終のすみかと決めた友人が、初めての冬に転んで手首の骨を折りました。手術のための入院に備えて、痛みを和らげる香りのジェルと、私の大好きな随筆集『異国美味帖』（塚本邦雄／幻戯書房）を渡しました。筆者がヨーロッパを旅して出会ったルバーブ、クレソン、アーティチョーク……。バスク地方もシチリア島も、どこかの朝市も、読むたびに私はその空気を胸いっぱい味わって、心に羽が生えるのです。入院は2、3日のことですが、痛みを忘れて本の旅をしてくれるような気がします。

今日はスタッフの理恵さんが、エルダーとヒースの花と蜂蜜が入った愛らしい焼き菓子を作ってくれました。花のかたちのフィナンシェです。頭に苺をのせて、マーケットで見つけた小さな花たちもたくさん散らし

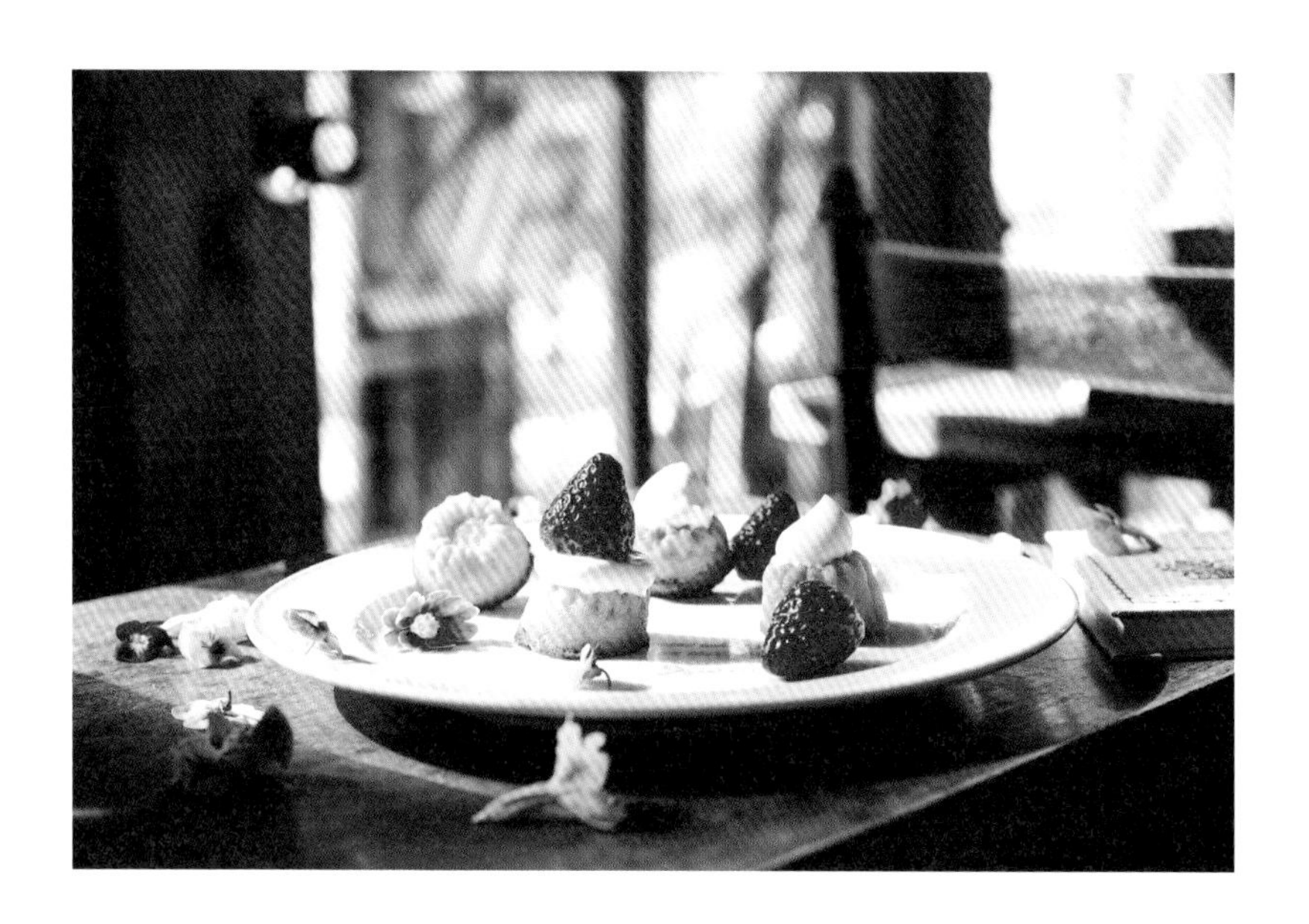

ました。お皿の中に、華やかな春が生まれました。

月に一度、この連載のために通ってくれた写真家の寺澤太郎さんは、「この光は特別」と、時を惜しむようにたくさんの写真を撮ってくれました。この場所でないと、この季節でないと作ることのできないお菓子やお酒の入った飲みものの写真も、その中に入っています。カフェでもバーでもないし、召し上がっていただくこともできないけれど、いつかお目に掛ける機会がありそうです。ふと、どこかに飛んで行けるような羽を持った、この場所の「美味帖」になればと思います。

大地が顔を出して春の風が吹いたら、新しい種を播きましょう。私の、そしてあなたの木陰に、香(かぐわ)しく美味しい空気が渡りますよう。どうぞお健やかに。ごきげんよう。

夢の続きを

スノードロップもミスミソウも、まだ深い眠りの中。待ち遠しかったラナンキュラスが直売所に並んだ。いつもは小さな花束だけど、粋な赤も紫も入れて、今日は抱えるほどにしよう。この花は香りを持たないから、胸もとでほんのりと香るよう、バラ水を入れた水に挿して、その甘い香りの霧を吹く。夢のような春をあなたに。

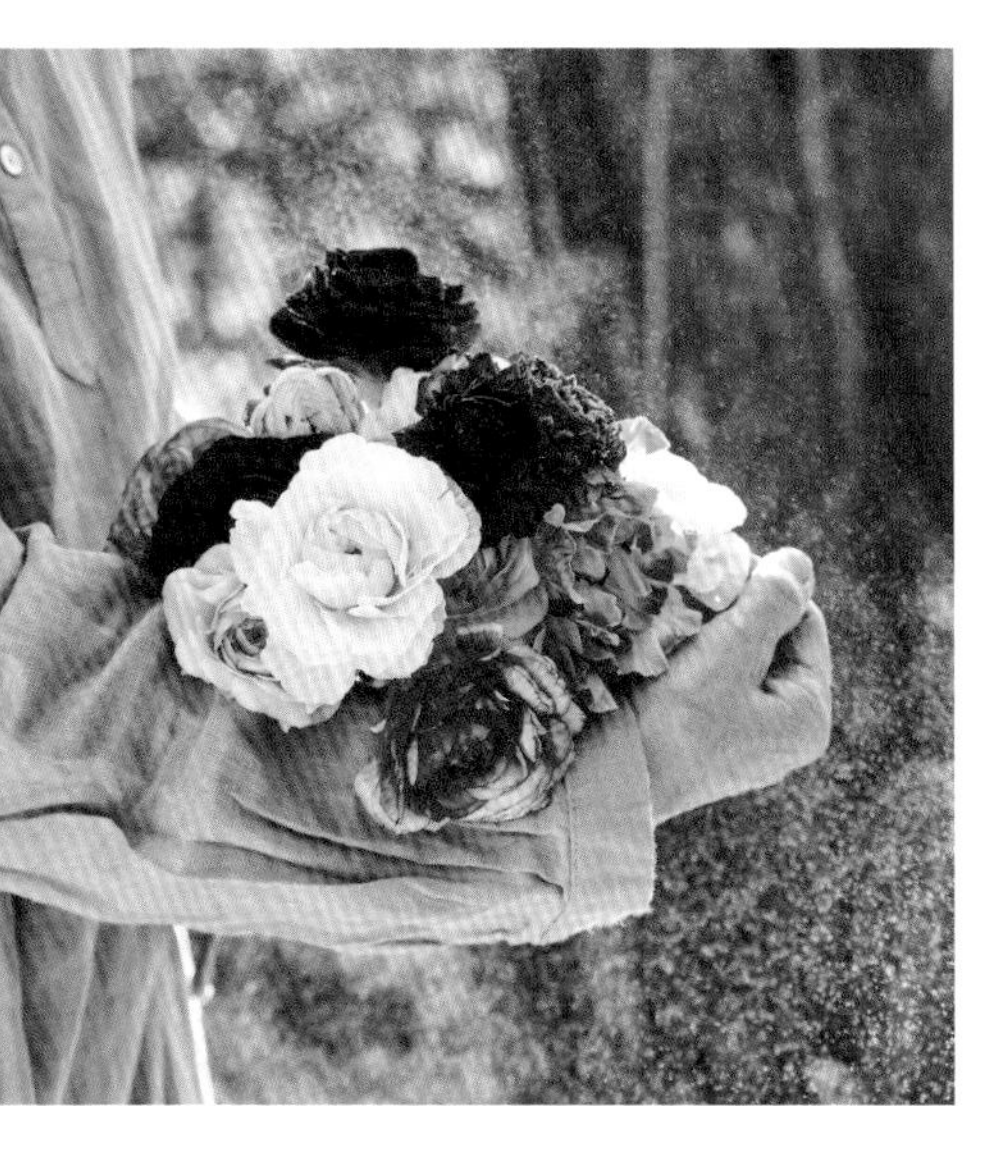

ひだまりカクテル

南の島から瑞々しい柑橘たちが届いた。明るいお日様色がボウルいっぱい。まだ寒いから、これで温かい飲みものを作ろう。きゅっと搾って、あとの三分の一は白ワインで満たす。「ライム、若草、青りんごの香り」とラベルに書かれた塩尻産ソーヴィニヨンブラン。優しく温めて、マートルの緑の枝を差す。清々しい大人の辛口。

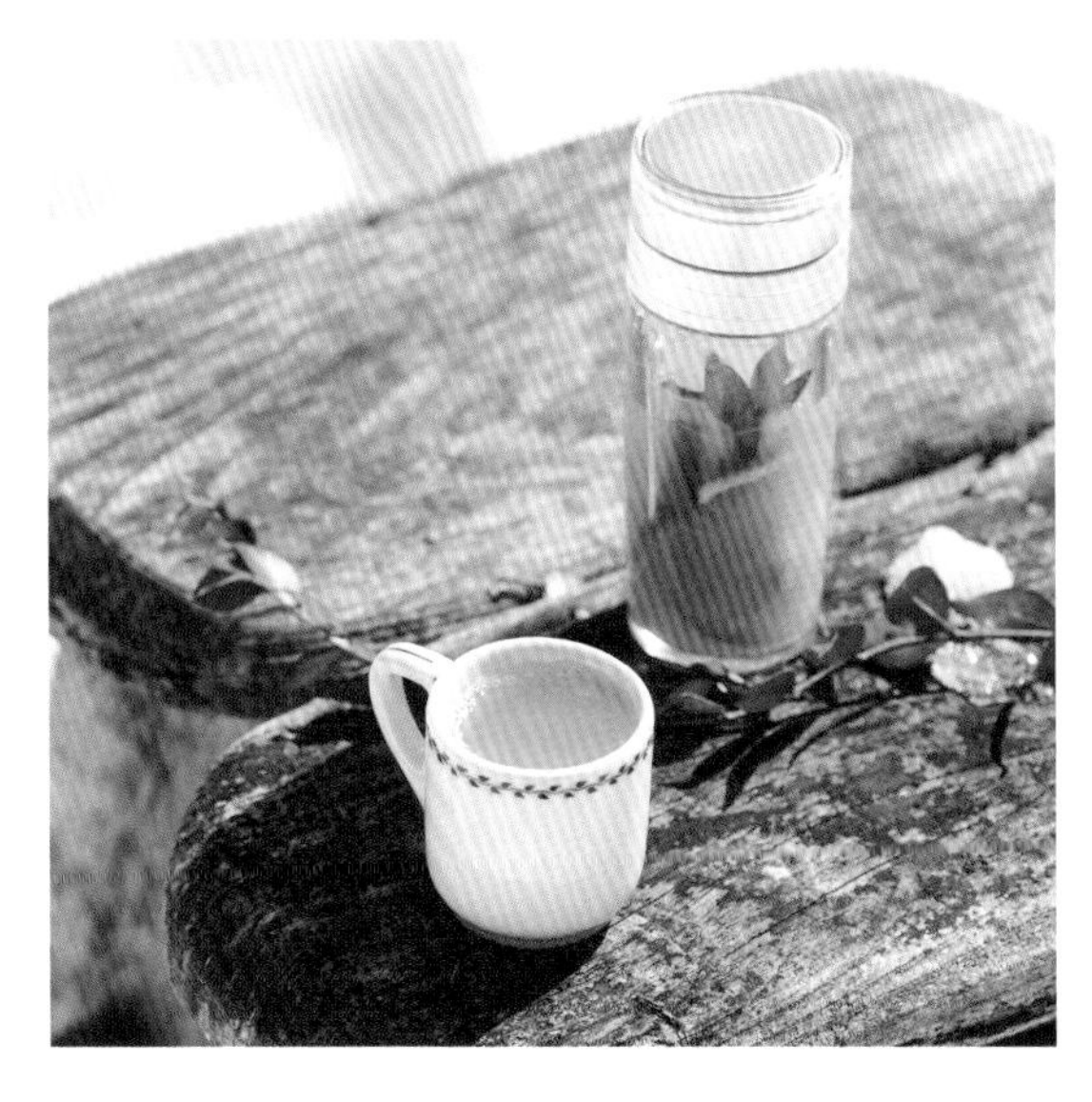

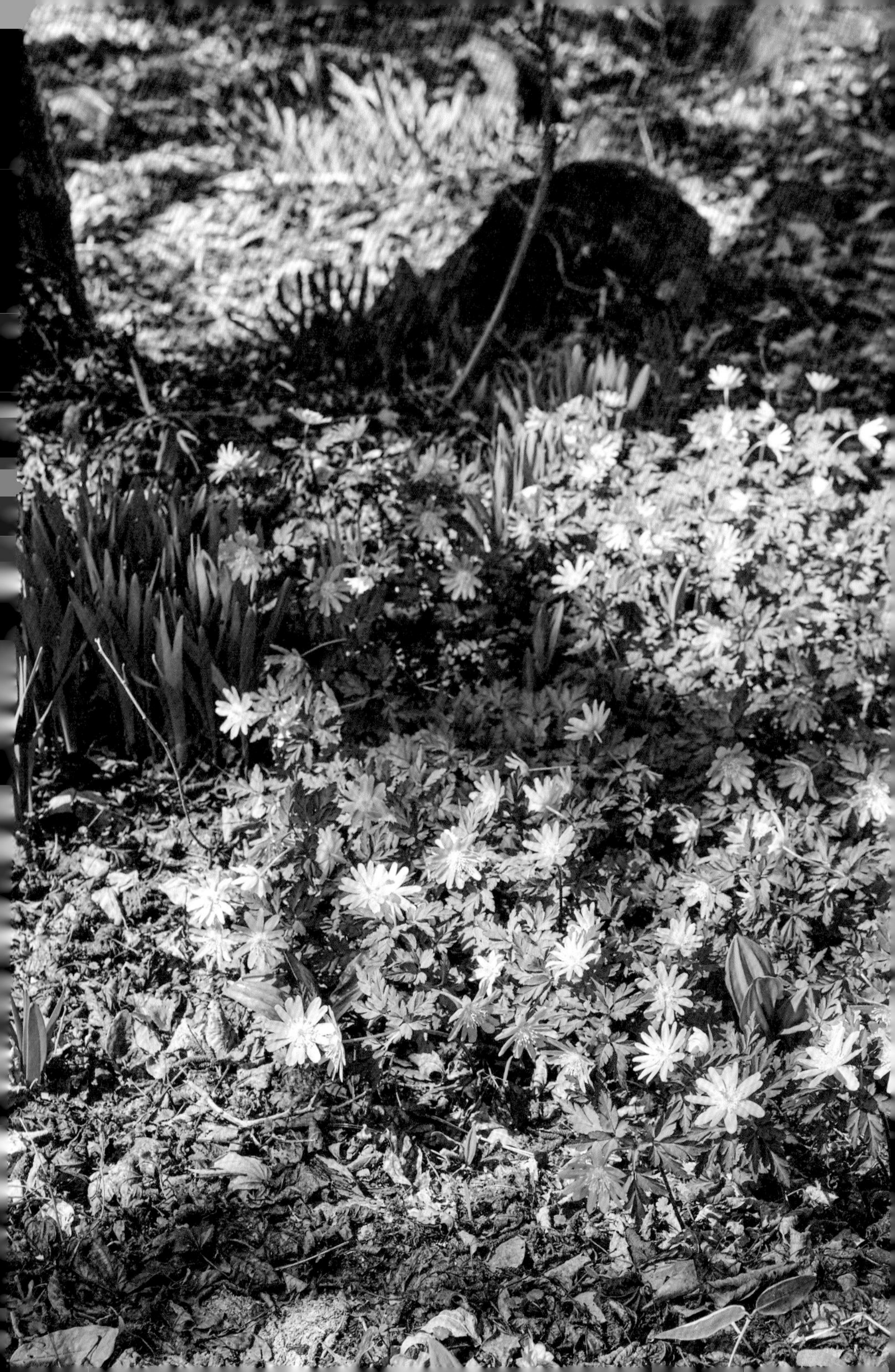

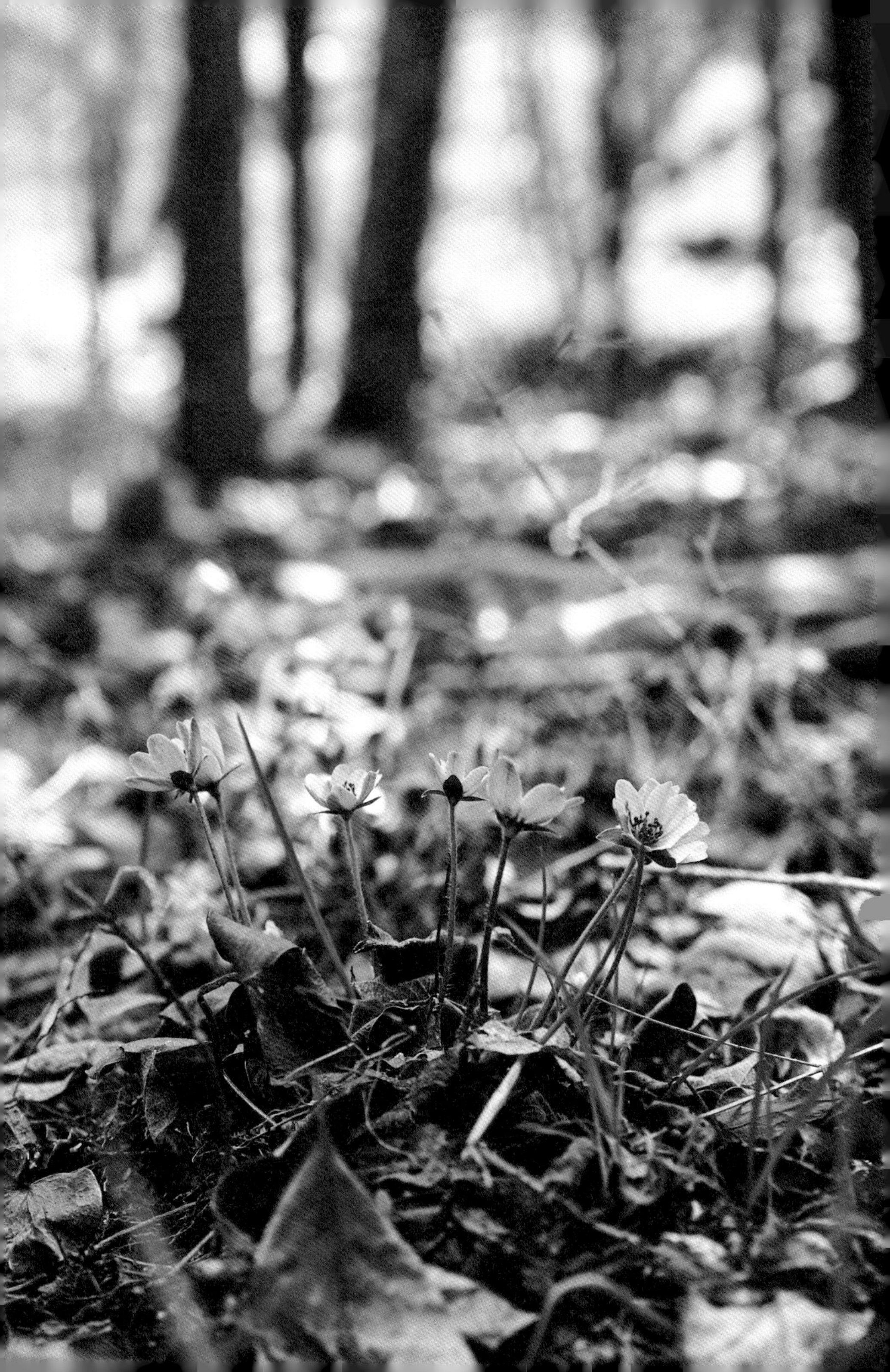

ちいさな宝もの

「おつかれさまでした。そろそろ帰りますね」。まだ日のあるうちに仕事場をあとにして、もう40年以上歩いた道を家路に就きます。道端で仲よしになる植物たちは、時間や季節、年によっても色々です。

茂みの中のコムラサキは、紫色のつやつやの実を振って声をかけてくれました。きっと小鳥たちが種播きびとなのでしょう。私の庭から飛び出した、黄色い陽気なトードフラックス。彼らは日溜まりが大好きです。春のヨモギは香りも手触りも特別で、何を作るでもなく片手に少し摘みたくなります。ドクダミはお茶にしたいけれど、おむかいの敷地なので眺めるだけにしています。

私の服にはどれも大きなポケットが付いています。
帰り道で見つけたよい匂いの草、落ちたばかりの木の実、
愛らしい小さな花や美しく色づいた木の葉が入っていて、
そのままにしておくと乾いてポプリになってしまうので、
中身の点検は大切です。ポケットがからっぽになったら、
明日は何が入るかなと楽しみになります。
いつものように扉の向こうで待っている太った黒猫に、
やわやわと育ったネコジャラシをおみやげにしました。
あなたへのおみやげは何にしましょう。ひと休みしたら
草の言葉が静かに聞こえ、答えも浮かびそうです。

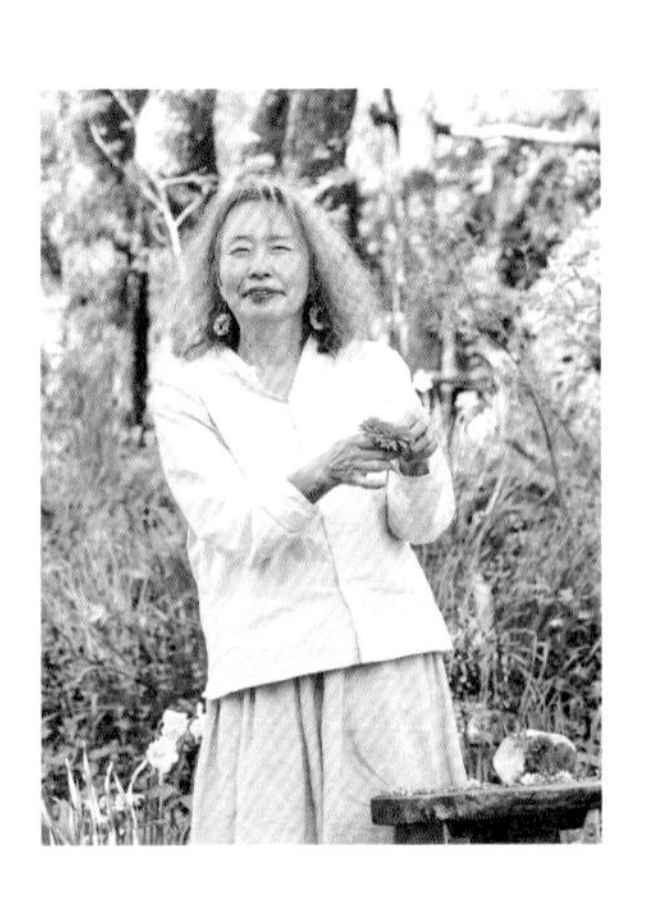

著者　萩尾エリ子

ハーバリスト。ナード・アロマテラピー協会認定アロマ・トレーナー。日々をショップという場で過ごし、植物の豊かさを伝えることを喜びとする。著書に『八ヶ岳の食卓』（西海出版）、『香りの扉、草の椅子』（扶桑社）ほか。

●蓼科ハーバルノート・シンプルズ
長野県茅野市豊平１０２８４
https://www.herbalnote.co.jp/

撮影／寺澤太郎
レシピ制作／永易理恵
イラスト／茂木万里子
デザイン／黒田益朗（クロダデザイン）
校正／共同制作社
編集・協力／玉木美企子（トビラ舎）
編集／八幡眞梨子、高橋尚子

あなたの木陰
小さな森の薬草店

発行日　２０２３年11月９日　初版第１刷発行

発行者　小池英彦
発行所　株式会社 扶桑社
〒１０５-８０７０
東京都港区芝浦１-１-１　浜松町ビルディング
電話　０３-６３６８-８８０８（編集）
０３-６３６８-８８９１（郵便室）
www.fusosha.co.jp

印刷・製本　図書印刷株式会社

ISBN978-4-594-09613-7

本書は、雑誌『天然生活』２０２０年５月号～２０２２年５月号で連載した記事に、加筆、修正し新たな原稿を加えたものです。

掲載されているデータは、２０２３年10月19日現在のものです。